Gerd Laux und Otto Dietmaier

Neuro-Psychopharmaka kompakt

Übersichtstabellen zu
Substanzcharakteristik, Indikationen,
Dosierungen, Nebenwirkungen,
Wechselwirkungen, Kontraindikationen

Mit einem Geleitwort
von Peter Riederer

SpringerWienNewYork

Univ.-Prof. Dr. med. Dipl.-Psych. Gerd Laux
Ludwig-Maximilians-Universität München
Ärztlicher Direktor Bezirksklinikum Gabersee,
Fachkrankenhaus für Psychiatrie, Psychotherapie und Neurologie
D-83512 Wasserburg a. Inn

Dr. rer. nat. Otto Dietmaier
Pharmaziedirektor
Klinikum am Weissenhof
D-74189 Weinsberg

Med 618 47

© 2003 Springer-Verlag/Wien
Printed in Austria

Datenkonvertierung und Umbruch: Grafik Rödl, A-2486 Pottendorf
Druck: Grasl Druck & Neue Medien, A-2540 Bad Vöslau

Gedruckt auf säurefreiem, chlorfrei gebleichtem Papier – TCF
SPIN: 10909898

Bibliografische Information Der Deutschen Bibliothek
Die Deutsche Bibliothek verzeichnet diese Publikation in der Deutschen
Nationalbibliografie; detaillierte bibliografische Daten sind im Internet über
<http://dnb.ddb.de> abrufbar.

ISBN 3-211-00823-3 Springer-Verlag Wien New York

Geleitwort

Die sechsbändige Handbuchreihe „Neuro-Psychopharmaka" (Hrsg. *Riederer/Laux/Pöldinger†*) hat sich als Standardwerk etabliert. Einige Bände sind bereits in der 2. Auflage erschienen. Der nächste Band, Band VI, wird gerade – in vollkommen anders gestaltetem Schwerpunkt – für die 2. Auflage vorbereitet.

Der nun hier vorliegende Band fasst die von O. Dietmaier und G. Laux so hervorragend erstellten Übersichtstabellen der sechsbändigen Reihe in einem Werk zusammen. Diese zusammenfassenden Tabellen der Einzelwerke sollen einen schnellen Zugriff auf die wichtigsten Eigenschaften von Neuro-Psychopharmaka erlauben. Umständliches Suchen erübrigt sich, wenn der Leser einen raschen Zugriff auf Stoffgruppe, Handelsname(n), Substanzcharakteristik, Tagesdosis, wichtige Nebenwirkungen und Kontraindikationen in einem komprimierten Band sucht.

Spezielle Details, wissenschaftliche Basisinformationen und Literatur finden sich dann in den einzelnen der sechs spezifizierten Handbücher.

Dem interessierten Arzt soll mit dem vorliegenden Band eine schnelle Entscheidungshilfe zur Präparatewahl in die Hand gegeben werden.

Wir hoffen, mit diesem unser Handbuch Neuro-Psychopharmaka ergänzenden Kompaktbuch dem verordnenden Arzt ein handliches und übersichtliches Nachschlagewerk zur Verfügung zu stellen.

Würzburg, im April 2003   P. Riederer

Einführung

Da Neuro-Psychopharmaka zu den meistverordneten Medikamenten zählen schien es sinnvoll, ein kompaktes Taschenbuch mit den Übersichtstabellen der 6-bändigen Handbuchreihe „Neuro-Psychopharmaka" in erweiterter und aktualisierter Form zusammenzustellen.

Das vorliegende Büchlein enthält die praxis- und verordnungsrelevanten Fakten im Sinne von tabellarischen Kurzinformationen zu knapp 200 Einzelsubstanzen (Stand März 2003).

Die in Deutschland (D), Österreich (A) und der Schweiz (CH) im Handel erhältlichen Neuro-Psychopharmaka sind alphabetisch nach ihren Internationalen Freinamen (INN) aufgeführt. Bewusst erfolgte keine Einteilung nach Substanzklassen wie Antidepressiva, Neuroleptika, Tranquilizer, Hypnotika etc., da diese nicht selten schwierig im Sinne fließender Übergänge und außerdem die Orientierung an generischen Medikamentenbezeichnungen zeitgemäß und nachschlagepraktikabel ist.

Bezugsquellen für die Präparateauswahl sind für Deutschland die Rote Liste 2003, für Österreich der Austria-Kodex 2002/2003, für die Schweiz das Arzneimittel-Kompendium der Schweiz 2002. Eine gewisse Auswahl wurde vorgenommen, um einerseits Raritäten, andererseits aus heutiger Sicht obsolete und nicht evidenzbasierte Substanzen zu vermeiden.

Der Aufbau gliedert sich in 6 Spalten:

- Freinamen (INN) alphabetisch und Handelsnamen (A, CH, D)
- Substanzcharakteristik (Stoffgruppe, Pharmakologie, Indikationen, Hinweise/Wirkprofil)
- Dosierung (einschließlich Eliminationshalbwertszeit)
- häufige (> 10%) und typische Nebenwirkungen
- klinisch relevante Interaktionen (Wechselwirkungen)
- Kontraindikationen

Generika, die im Namen die gebräuchliche Kurzbezeichnung (INN) enthalten, sind unter den Handelsnamen nicht aufgelistet. Bei der Substanzcharakteristik sind die zugelassenen Indikationen aufgeführt, Angaben zum (problematischen) off-label-use finden bei davon besonders häufig betroffenen Medikamenten Erwähnung.

Die Dosierungsangaben sind spezifiziert nach üblichen Erwachsenen-Tagesdosen und Dosierungen bei Alterspatienten und Patienten mit eingeschränkten Organfunktionen. Als Eliminationshalbwertszeit ist die mittlere Halbwertszeit oder ein Halbwertszeit-Bereich eines nierengesunden Erwachsenen angegeben. Vor allem bei Benzodiazepinen und Neuroleptika/Antipsychotika sind (ungefähre) Äquivalenzdosen aufgeführt. Diese können nur unverbindliche Angaben sein, da insbesondere Neuroleptika in ihrer antipsychotischen Wirkpotenz von Individuum zu Individuum stark variieren können.

Als unerwünschte Arzneimittelwirkungen sind sowohl häufige als auch substanz-typische Nebenwirkungen ohne Anspruch auf Vollständigkeit unter Hinweis auf die bekannte individuelle Variationsbreite genannt.

Von den möglichen Arzneimittelwechselwirkungen sind vor allem klinisch relevante Interaktionen aufgeführt, neben den genannten Kontraindikationen sind im Einzelfall weitere Anwendungsbeschränkungen insbesondere bei Risikopatienten zu beachten.

Alphabetische Register nach Freinamen und nach Handelsnamen sichern ein rasches Auffinden. Literaturquellen zu den Übersichtstabellen finden sich in der Handbuchreihe.

Verwendete Abkürzungen: AD = Antidepressivum, AM = Arzneimittel, BZD = Benzodiazepin, CBZ = Carbamazepin, DD = Differentialdiagnose, EPMS = Extrapyramidal-motorische Symptome, KG = Körpergewicht, MAOH = Monoaminoxidasehemmer, NL = Neuroleptikum, NW = Nebenwirkung, RR = Blutdruck, SSRI = Serotonin-selektive Rückaufnahme-Inhibitoren, TZA = Trizyklische Antidepressiva.

Allen Ärzten, die Psychopharmaka verordnen, insbesondere Neurologen und Psychiatern, hoffen wir mit diesem übersichtlichen Kompendium einen handlichen Ratgeber mit den wichtigsten Basisdaten zur schnellen Information auf einen Blick vorzulegen.

Dem Springer-Verlag danken wir für die bewährte Zusammenarbeit und die unkomplizierte Umsetzung dieses gemeinsamen Projektes, cand. med. Dirk Laux für computertechnischen Support.

Wasserburg/München und Weinsberg,   G. Laux
im April 2003   O. Dietmaier

Inhaltsverzeichnis

Tabellen

INN Freiname Handelsnamen (A, CH, D) [nur Monopräparate]	Substanzcharakteristik 1) Stoffgruppe 2) Pharmakologie 3) Indikationen 4) Hinweise/Wirkprofil	Dosierung incl. Halbwertszeit 1) übliche Tagesdosis in mg (für Erwachsene) 2) spezielle Dosierungen (Alter, eingeschränkte Nieren- bzw. Leberfunktion) 3) Eliminationshalbwertszeit 4) Äquivalenzdosis
Acamprosat Campral® (A, CH, D)	1) Alkoholentwöhnungsmittel 2) Taurinderivat, Glutamat- antagonist 3) Medikamentös gestützte Rückfallprophylaxe der Alkoholabhängigkeit („Anti-Craving"-Substanz)	1) > 60 kg KG: 1998, < 60 kg KG: 1332 2) – 3) 21 h 4) –
Acetazolamid Diamox® (A, CH, D) Diuramid® (D)	1) Antiepileptikum 2) Carboanhydrasehemmer, Sulfonamidderivat 3) Substanz der ferneren Wahl v.a. bei Absencen 4) Relativ schnelle Toleranz- entwicklung	1) 250–1000, Kinder 8–30/kg KG 2) – 3) 2–6 h 4) –
Alprazolam Tafil® (D) Xanax® (CH, D) Xanor® (A) Cassadan® (D) Alpratyrol® (A)	1) Tranquilizer/Anxiolytikum 2) Triazolo-Benzodiazepin, BZD-Rezeptoragonist 3) Angst- u. Spannungszu- stände, Panikstörung	1) 0,75–4 2) Alter, Nieren, Leber: Dosisreduktion 3) 12–15 h 4) 1 mg ≅ 10 mg Diazepam

Legende: AD = Antidepressivum, AM = Arzneimittel, BZD = Benzodiazepin, CBZ = Carbamazepin, DD = Differentialdiagnose, EPMS = Extrapyramidal-motorische Symptome, KG = Körpergewicht, MAOH = Monoaminoxidasehemmer, NL = Neuroleptikum, NW = Nebenwirkung, RR = Blutdruck, SSRI = Serotonin-selektive Rückaufnahme-Inhibitoren, TZA = Trizyklische Antidepressiva

Häufigste und typische Nebenwirkungen	Wichtige Interaktionen ↑ = Effekt wird ausgelöst, verstärkt oder erhöht ↓ = Effekt wird unterdrückt, vermindert oder gesenkt	Kontraindikationen, Warnhinweise
Durchfall, Pruritus, Libidominderung	Keine klinische relevanten Interaktionen bekannt	Schwere Störung der Nieren-/Leberfunktion; > 65 Jahre
Parästhesien, Anorexie; Dyspnoe	Antihypertonika: antihypertensiver Effekt ↑; Herzglykoside: NW ↑; Lithium: neurotoxische Effekte ↑; Phenytoin: Phenytoinspiegel ↑	Leber-, Nieren-, Nebennierenrindeninsuffizienz
Schwindel, Somnolenz, anterograde Amnesie; Gewöhnungsrisiko	Antimykotika vom Azoltyp, Cimetidin, Fluvoxamin, Omeprazol, Makrolidantibiotika (z.B. Erythromycin): Alprazolamwirkung ↑; Muskelrelaxantien: muskelrelaxierende Wirkung ↑; zentraldämpfende Arzneimittel, Alkohol: Sedierung ↑	Engwinkelglaukom, Myasthenia gravis; < 18 Jahre, Schwangerschaft, Stillzeit. In Anbetracht des Abhängigkeitsrisikos sollen Benzodiazepinderivate nicht länger als 3 Monate eingenommen werden. Das Präparat muss ausschleichend abgesetzt werden

INN Freiname	Substanzcharakteristik	Dosierung incl. Halbwertszeit
Handelsnamen (A, CH, D) [nur Monopräparate]	1) Stoffgruppe 2) Pharmakologie 3) Indikationen 4) Hinweise/Wirkprofil	1) übliche Tagesdosis in mg (für Erwachsene) 2) spezielle Dosierungen (Alter, eingeschränkte Nieren- bzw. Leberfunktion) 3) Eliminationshalbwertszeit 4) Äquivalenzdosis
Amantadin PK-Merz® (A, CH, D) Adekin® (D) Aman® (D) Amanta® (D) Amantagamma® (D) Amixx® (D) tregor® (D) Hofcomant® (A) Virucid® (A) Noctal® (A) Symmetrel® (CH)	1) Parkinsonmittel, Adaman- tanderivat 2) Glutamat (NMDA)-Antago- nist, neuroprotektive Wir- kung 3) Leichter bis mittelschwe- rer Parkinson, evtl. als Zusatzmedikation zu L-Dopa 4) Für akinetische Krisen in Infusionsform verfügbar. Weitere Einsatzgebiete: Herpes zoster, Grippe- prophylaxe, Vigilanzstei- gerung bei dementiellen Syndromen	1) 200–600 nach vorsichtiger Aufdosierung. Letzte Dosis nicht nach 16.00 Uhr 2) Alter: Dosisreduktion, Niere: Dosierungsintervall verlängern, je nach Kreati- nin-Clearance 3) 15–20 h 4) –
Amfepramon (Diethylpropion) Regenon® (CH) Prefamone® (CH)	1) Appetitzügler 2) Diethylaminderivat, Sym- pathomimetikum 3) Adjuvante Behandlung von Pat. mit Übergewicht (BMI > 30)	1) 75 2) – 3) ca. 2 h, Metabolit ca. 10 h 4) – Einnahme vor den Mahlzeiten, nicht nach 16 Uhr
Amfetaminil AN 1® (D)	1) Psychoanaleptikum 2) Phenylethylaminderivat (Amphetaminderivat) 3) Narkolepsie	1) 10–20 2) – 3) – 4) –

Häufigste und typische Nebenwirkungen	Wichtige Interaktionen ↑ = Effekt wird ausgelöst, verstärkt oder erhöht ↓ = Effekt wird unterdrückt, vermindert oder gesenkt	Kontraindikationen, Warnhinweise
Mundtrockenheit, Nervosität, Schlafstörungen	Arzneimittel, die die QTc-Zeit verlängern: kardiale NW ↑; Anticholinergika: NW ↑	Niereninsuffizienz, Anfallsleiden; Schwangerschaft
Hypotonie, Übelkeit, Schwitzen, Unruhe, Psychose-Auslösung	Mit Antidepressiva, Amantadin, MAOH und Sympathomimetika kann es zu verstärkten adrenergen Effekten kommen. Cave Hypertonie	Hypertonie, Hyperthyreose, Engwinkelglaukom, Phäochromozytom, Arrhythmien; Psychosen, Abhängigkeit; MAOH; Schwangerschaft, Stillzeit. Behandlungsdauer über 4 Wochen Nutzen-Risiko-Abwägung. Max. Behandlungsdauer 12 Wochen
Schlafstörungen	MAO-Hemmer: Adrenerge Effekte ↑	

INN Freiname / Handelsnamen (A, CH, D) [nur Monopräparate]	Substanzcharakteristik 1) Stoffgruppe 2) Pharmakologie 3) Indikationen 4) Hinweise/Wirkprofil	Dosierung incl. Halbwertszeit 1) übliche Tagesdosis in mg (für Erwachsene) 2) spezielle Dosierungen (Alter, eingeschränkte Nieren- bzw. Leberfunktion) 3) Eliminationshalbwertszeit 4) Äquivalenzdosis
Amisulprid Solian® (A, CH, D)	1) Atypisches Neuroleptikum 2) Benzamidderivat 3) Akute u. chronische Schizophrenie 4) In niedriger Dosierung (50–300 mg/Tag) eher aktivierend und zur Thera- pie der Negativsymptoma- tik geeignet. Auch positive Studien zum Einsatz bei Dysthymie	1) 400–800, max. 1200; bei primär negativen Zustän- den: 50–300 2) Niere: Krea 30–60: Dosis 1/2, Krea 10–30: Dosis 1/3 3) 12 h 4) 600 mg ≅ 5 mg Haloperi- dol
Amitriptylin Saroten® (A, CH, D) Amineurin® (D) Limbatril mono® (D) Novoprotect® (D) Syneudon® (D) Tryptizol® (A, CH)	1) Trizyklisches Antidepres- sivum 2) Unspezif. Noradrenalin- u. Serotonin-Wiederaufnah- mehemmer, anticholinerg u. antihistaminerg 3) Depressionen, chron. Schmerzsyndrome 4) Prototyp der klass. AD mit sedierend-angstlösender und schlafanstoßender Wirkung	1) ambulant: 75–150 maxi- mal; stationär: 100–225 maximal; Tropfinfusion: 100–200 2) Alter, Niere, Leber: Dosis- reduktion 3) 15–20 h, aktiver Metabolit Nortriptylin 30 h 4) – Therapeutischer Plasma- spiegel (einschl. aktiver Meta- bolit): 150–250 ng/ml
Amitriptylinoxid Equilibrin® (D) Amioxid® (D)	1) Modifiziertes trizyklisches Antidepressivum 2) N-Oxid des Amitriptylins; Pro-Drug; unspezif. Nor- adrenalin- u. Serotonin- Wiederaufnahmehemmer, antihistaminerg 3) Depressionen; chron. Schmerzsyndrome, Migräne 4) Angstlösend-dämpfende und schlafanstoßende Wirkung	1) ambulant: 60–150; stationär: 120–300 2) Alter, Niere: Dosisreduk- tion 3) 15–20 h, aktiver Metabolit Nortriptylin 30 h 4) –

Häufigste und typische Nebenwirkungen	Wichtige Interaktionen ↑ = Effekt wird ausgelöst, verstärkt oder erhöht ↓ = Effekt wird unterdrückt, vermindert oder gesenkt	Kontraindikationen, Warnhinweise
Schlaflosigkeit, Angst, EPMS	Arzneimittel, die die QTc-Zeit verlängern: QTc-Zeit ↑; Dopaminagonisten (z.B. Levodopa): Wirkung gegenseitig ↓	Prolaktinabhängige Tumore, Phäochromozytom; < 18 Jahre, > 65 Jahre; Antiarrhythmika, Thioridazin, L-Dopa; Stillzeit
Mundtrockenheit, Sedierung, Schwitzen, Hypotonie, Akkommodationsstörungen, Obstipation, Gewichtszunahme	Anticholinergika: anticholinerge Effekte ↑; Antikoagulantien: gerinnungshemmende Wirkung ↑; MAO-Hemmer: Blutdruckschwankungen, Serotoninsyndrom; Arzneimittel, die die QTc-Zeit verlängern: QTc-Zeit ↑; SSRI: Amitriptylinspiegel ↑; Sympathomimetika: Blutdruck ↑	Intoxikationen mit zentraldämpfenden Substanzen, Delirien, Engwinkelglaukom, Pylorusstenose, akute Harnverhaltung; Prostatahypertrophie mit Restharnbildung, Ileus; Stillzeit
Mundtrockenheit, Sedierung, Schwitzen, Hypotonie, Akkommodationsstörungen, Obstipation, Gewichtszunahme	Anticholinergika: anticholinerge Effekte ↑; Antikoagulantien: gerinnungshemmende Wirkung ↑; MAO-Hemmer: Blutdruckschwankungen, Serotoninsyndrom; Arzneimittel, die die QTc-Zeit verlängern: QTc-Zeit ↑; SSRI: Amitriptylinspiegel ↑; Sympathomimetika: Blutdruck ↑	Intoxikationen mit zentraldämpfenden Substanzen, Delirien, Engwinkelglaukom, Pylorusstenose, akute Harnverhaltung; Prostatahypertrophie mit Restharnbildung, Ileus; Stillzeit

INN Freiname Handelsnamen (A, CH, D) [nur Monopräparate]	Substanzcharakteristik 1) Stoffgruppe 2) Pharmakologie 3) Indikationen 4) Hinweise/Wirkprofil	Dosierung incl. Halbwertszeit 1) übliche Tagesdosis in mg (für Erwachsene) 2) spezielle Dosierungen (Alter, eingeschränkte Nieren- bzw. Leberfunktion) 3) Eliminationshalbwertszeit 4) Äquivalenzdosis
Apomorphin Apomorphin-Amp. (D) Apomorphinium chloratum® (CH) Apo Go® (A, D)	1) Parkinsonmittel, 2) Morphinderivat, Dopa- minagonist 3) Parkinson 4) Akuttherapie von off- Phasen und akinetischen Krisen; Apomorphintest zur DD	1) 70–140 subcutane Dauer- infusion! 5–15 intranasal 2) – 3) 0,5 h 4) –
Aripiprazol Abilify®	1) Atypisches Neuroleptikum (Antipsychotikum) 2) Piperazinderivat; partieller Dopaminagonist 3) Schizophrenien	1) 15–30 2) – 3) 46 h 4) –
Atomoxetin Strattera® (z. Zt. noch nicht im Handel)	1) Psychostimulans 2) Benzenepropanamin, NA- Wiederaufnahmehemmer 3) Aufmerksamkeitsdefizit- u. Hyperaktivitätsstörung (ADHS)	1) 1,2 mg/kg/KG/d morgens u. nachmittags. Aufdosie- ren! 2) Leber: Dosis 1/2 3) 3–6 h 4) –
Baldrian z.B. Baldrian Dispert® (D) Luvased mono® (D) Nervipan® (CH) Recvalysat® (D) Valdispert® (A, D) Hovasin® (A) Valin Baldrian® (A)	1) Phytotherapeutikum 2) Stammpflanze: Valeriana officinalis 3) Unruhe- und Spannungs- zustände 4) Begrenzte Wirksamkeit, Langzeiteinnahme nicht empfehlenswert	1) 450–750 Extrakt, abhängig vom Extraktionsverfahren 2) – 3) – 4) –
Barbexaclon (salzartige Ver- bindung von Levopropylhexedrin mit Phenobarbital) Maliasin® (A, CH, D)	1) Antiepileptikum 2) Barbitursäurederivat 3) Substanz der 2. Wahl v.a. bei Aufwach-Grand mal und Impulsiv-Petit mal	1) 100–300 ($\cong$ 60–180 Phenobarbital) 2) – 3) 90–170 h 4) –

Häufigste und typische Nebenwirkungen	Wichtige Interaktionen ↑ = Effekt wird ausgelöst, verstärkt oder erhöht ↓ = Effekt wird unterdrückt, vermindert oder gesenkt	Kontraindikationen, Warnhinweise
Brechreiz, Kreislauf- u. Atemdepression	Neuroleptika: Wirkung gegenseitig ↓; Antihypertensiva: RR ↓	Bewusstseinsstörungen, Atem- u. Herz-Kreislauf-Insuffizienz, Demenzen, Psychosen
Kopfschmerzen, Übelkeit	Chinidin, Ketoconazol, Fluoxetin, Paroxetin: A-Spiegel ↑; Carbamazepin: A-Spiegel ↓	
Appetitverlust, Blutdrucksteigerung	Bisher keine klinisch relevanten Interaktionen bekannt	
	Keine klinisch relevanten Interaktionen bekannt	
Müdigkeit, Nystagmus, Ataxie, Exanthem	Phenobarbital kann die Wirkung von Antikoagulantien, Digitoxin, Gestagenen und Östrogenen verringern	Porphyrie, akute Intoxikationen mit ZNS-dämpfenden Substanzen

INN Freiname Handelsnamen (A, CH, D) [nur Monopräparate]	Substanzcharakteristik 1) Stoffgruppe 2) Pharmakologie 3) Indikationen 4) Hinweise/Wirkprofil	Dosierung incl. Halbwertszeit 1) übliche Tagesdosis in mg (für Erwachsene) 2) spezielle Dosierungen (Alter, eingeschränkte Nieren- bzw. Leberfunktion) 3) Eliminationshalbwertszeit 4) Äquivalenzdosis
Bencyclan Fludilat® (CH, D) Ludilat® (A)	1) Nootropikum 2) Vasodilatator 3) Calciumantagonist mit Wirkung auf periphere und zentrale Durchblutungs-störungen 4) Fragliche ZNS-Wirksamkeit	1) 300–600 2) – 3) 8–12 4) –
Benperidol Glianimon® (D)	1) Neuroleptikum 2) Butyrophenonderivat, star-ker Dopaminantagonist 3) Schizophrenien 4) Hochpotentes Neurolepti-kum	1) 4–10 ambulant, –30 statio-när, max. 40 2) Alter: niedrigere Dosierung 3) ca. 7 4) 3 mg ≅ 5 mg Haloperidol
Benserazid (+ Levodopa) Madopar® (A, CH, D) Levodopa comp® (D) Levopar® (D) PK-Levo® (D) Restex® (D) Dopamed® (A) Levobens® (A)	1) Parkinsonmittel 2) Peripherer Hemmstoff der Dopadecarboxylase 3) Parkinson, Restless Legs Syndrom	1) 300–600 (bezogen auf Levodopa nach Aufdosie-rung) 2) – 3) ca. 1,5 h 4) –

Häufigste und typische Nebenwirkungen	Wichtige Interaktionen ↑ = Effekt wird ausgelöst, verstärkt oder erhöht ↓ = Effekt wird unterdrückt, vermindert oder gesenkt	Kontraindikationen, Warnhinweise
Übelkeit	Antihypertonika: Blutdrucksenkender Effekt ↑; Buflomedil, Flunarizin, Naftidrofuryl und Pentoxifyllin sollten nicht gemeinsam mit Bencyclan gegeben werden	Leber-, Niereninsuffizienz, Herzinsuffizienz, AV-Block, Schädel-Hirn-Trauma im Jahr vor Einnahme, Epilepsie, Apoplex
EPMS	Tee, Kaffee: Wirkungsverlust; Dopaminagonisten (z.B. Parkinsonmittel): gegenseitige Wirkungsminderung; Dopaminantagonisten (z.B. Metoclopramid): EPMS ↑; Zentraldämpfende Arzneimittel u. Alkohol: Sedierung ↑	Intoxikationen mit ZNS-dämpfenden Pharmaka
Dys-/Hyperkinesen, Unruhe, Psychose-Induktion, Übelkeit, Hypotonie (s. L-Dopa)	Neuroleptika: gegenseitige Wirkungsminderung; Sympathomimetika: Sympathomimetika-Wirkung ↑; Tranylcypromin: Hypertensive Krisen; Vitamin B6 > 5 mg: Levodopawirkung ↓	< 25 J; schwere Herz-, Leber-, Nieren-, Knochenmarkserkrankungen; MAOH

INN Freiname Handelsnamen (A, CH, D) [nur Monopräparate]	Substanzcharakteristik 1) Stoffgruppe 2) Pharmakologie 3) Indikationen 4) Hinweise/Wirkprofil	Dosierung incl. Halbwertszeit 1) übliche Tagesdosis in mg (für Erwachsene) 2) spezielle Dosierungen (Alter, eingeschränkte Nieren- bzw. Leberfunktion) 3) Eliminationshalbwertszeit 4) Äquivalenzdosis
Benzatropin Cogentin® (A)	1) Parkinsonmittel 2) Basisch substituierter Benzhydrylether, Anticholinergikum mit vorwiegend zentraler Wirkung 3) Parkinson 4) Beeinflusst primär Rigor, Tremor und vegetative Symptome (z.B. Hyperhidrosis, Hypersalivation), in geringerem Umfang auch Akinese. Einsatz auch bei medikamentös bedingten extrapyramidal-motorischen Störungen mit Ausnahme von Spätdyskinesien	1) 2–6 2) – 3) – 4) –
Biperiden Akineton® (A, CH, D)	1) Parkinsonmittel 2) Tertiärer Alkohol mit basisch substituiertem Alkylrest, Anticholinergikum mit vorwiegend zentraler Wirkung 3) Parkinson 4) Beeinflusst primär Rigor, Tremor und vegetative Symptome (z.B. Hyperhidrosis, Hypersalivation), in geringerem Umfang auch Akinese. Mittel der Wahl bei medikamentös bedingten extrapyramidalmotorischen Störungen mit Ausnahme von Spätdyskinesien	1) 3–16 (bei M. Parkinson); 1–16 (bei EPMS) 2) – 3) 15–40 h 4) –

Häufigste und typische Nebenwirkungen	Wichtige Interaktionen ↑ = Effekt wird ausgelöst, verstärkt oder erhöht ↓ = Effekt wird unterdrückt, vermindert oder gesenkt	Kontraindikationen, Warnhinweise
Obstipation, Appetitminderung, Mundtrockenheit, Akkommodationsstörungen Hypotonie; Abususrisiko	Anticholinergika (z.B. Antihistaminika, Antiparkinsonmittel, Psychopharmaka): anticholinerge Wirkung ↑; Chinidin: kardiale NW ↑; Metoclopramid: Metoclopramid-Wirkung ↓; Pethidin: ZNS-NW ↑	Engwinkelglaukom, Blasenentleerungsstörungen mit Restharnbildung, Stenosen im Magen-Darm-Kanal, Angina pectoris, Demenz; Stillzeit
Obstipation, Appetitminderung, Mundtrockenheit, Akkommodationsstörungen Hypotonie; Abususrisiko	Anticholinergika (z.B. Antihistaminika, Antiparkinsonmittel, Psychopharmaka): anticholinerge Wirkung ↑; Chinidin: kardiale NW ↑; Metoclopramid: Metoclopramid-Wirkung ↓; Pethidin: ZNS-NW ↑	Engwinkelglaukom, Blasenentleerungsstörungen mit Restharnbildung, Stenosen im Magen-Darm-Kanal, Angina pectoris, Demenz; Stillzeit

INN Freiname / Handelsnamen (A, CH, D) [nur Monopräparate]	Substanzcharakteristik 1) Stoffgruppe 2) Pharmakologie 3) Indikationen 4) Hinweise/Wirkprofil	Dosierung incl. Halbwertszeit 1) übliche Tagesdosis in mg (für Erwachsene) 2) spezielle Dosierungen (Alter, eingeschränkte Nieren- bzw. Leberfunktion) 3) Eliminationshalbwertszeit 4) Äquivalenzdosis
Bornaprin Sormodren® (A, D)	1) Parkinsonmittel 2) Diethylaminderivat 3) Anticholinergikum mit vorwiegend zentraler Wirkung	1) 6–12 2) – 3) ca. 5 h 4) –
Bromazepam Lexotanil® (A, CH, D) Bromazanil® (D) bromazep® (D) durazanil® (D) Gityl® (D) Lexostad® (D) neo OPT® (D) Normoc® (D)	1) Tranquilizer/Anxiolytikum 2) 1,4-Benzodiazepinderivat, BZD-Rezeptoragonist, GABAerg 3) Angst- und Spannungs- zustände	1) 3–6 bis max. 12 ambulant bis max. 18 stationär 2) Alter, Niere, Leber: Dosis- reduktion ca. 1/2 3) 15–28 h 4) 4,5 mg ≅ 10 mg Diazepam
Bromocriptin Pravidel® (D) kirim® (D) Bromed® (A) Umprel® (A) Parlodel® (A, CH, D) Serocryptin® (CH) Bromocrel® (D) Cehapark® (A)	1) Parkinsonmittel 2) Ergolinderivat (Mutter- kornalkaloidderivat), Dopaminagonist 3) Prolactinhemmstoff. Bei M. Parkinson zur initialen Monotherapie, zur frühen Kombination mit L-Dopa und als Adjuvans zur spä- ten Kombination mit L-Dopa	1) nach Dosistitration 7,5–20, max. 30 2) – 3) 39 h 4) –

Häufigste und typische Nebenwirkungen	Wichtige Interaktionen ↑ = Effekt wird ausgelöst, verstärkt oder erhöht ↓ = Effekt wird unterdrückt, vermindert oder gesenkt	Kontraindikationen, Warnhinweise
Obstipation, Appetitminderung, Mundtrockenheit, Akkommodationsstörungen, Hypotonie; Abhängigkeitsrisiko	Anticholinergika (z.B. Antihistaminika, Antiparkinsonmittel, Psychopharmaka): anticholinerge Wirkung ↑; Chinidin: kardiale NW ↑; Metoclopramid: Metoclopramid-Wirkung ↓; Pethidin: ZNS-NW ↑	Engwinkelglaukom, Blasenentleerungsstörungen mit Restharnbildung, Stenosen im Magen-Darm-Kanal, Angina pectoris, Demenz; Stillzeit
Schwindel, Somnolenz, anterograde Amnesie; Gewöhnungsrisiko	Cimetidin: Bromazepam-Wirkung ↑; Muskelrelaxantien: muskelrelaxierende Wirkung ↑; Omeprazol: Bromazepam-Wirkung ↑; Zentraldämpfende Arzneimittel u. Alkohol: Sedierung ↑	Engwinkelglaukom, Myasthenia gravis; < 18 Jahre; Schwangerschaft, Stillzeit. In Anbetracht des Abhängigkeitsrisikos sollen Benzodiazepinderivate nicht länger als 3 Monate eingenommen werden. Das Präparat muss ausschleichend abgesetzt werden
Übelkeit, Unruhe, Halluzinationen	Griseofulvin: Bromocriptin-Wirkung ↓; Makrolidantibiotika (z.B. Erythromycin): Bromocriptin-Wirkung ↑; Neuroleptika: gegenseitige Wirkungsminderung; Octreotid: Bromocriptin-Wirkung ↑	Psychosen

INN Freiname Handelsnamen (A, CH, D) [nur Monopräparate]	Substanzcharakteristik 1) Stoffgruppe 2) Pharmakologie 3) Indikationen 4) Hinweise/Wirkprofil	Dosierung incl. Halbwertszeit 1) übliche Tagesdosis in mg (für Erwachsene) 2) spezielle Dosierungen (Alter, eingeschränkte Nieren- bzw. Leberfunktion) 3) Eliminationshalbwertszeit 4) Äquivalenzdosis
Bromperidol Impromen® (D) Tesoprel® (D)	1) Neuroleptikum 2) Butyrophenonderivat 3) Schizophrenien 4) Hochpotentes NL	1) 5–10 ambulant, –20 statio- när 2) Alter: Dosisreduktion 3) 20–36 h 4) 5 mg ≅ 5 mg Haloperidol
Brotizolam Lendormin® (CH, D) Lendorm® (A)	1) Hypnotikum 2) 1,4-Benzodiazepinderivat, BZD-Rezeptoragonist, GABAerg 3) Schlafstörungen	1) 0,125–0,25 2) Alter: 0,125; Leber: Dosis- reduktion 3) 3–6 h 4) 0,25 mg ≅ 10 mg Diazepam
Budipin Parkinsan® (D)	1) Parkinsonmittel 2) Diphenylpiperidinderivat, u.a. NMDA-antagonisti- sche Eigenschaften 3) Parkinson (nur zur Kom- binationstherapie) 4) Präferentielle Wirkung auf Tremor postuliert Verordnung an bestimmte Auflagen gebunden (EKG)	1) 30–60 nach Aufdosierung 2) Niere, Leber: 30 max. 3) ca. 30 h 4) –

Häufigste und typische Nebenwirkungen	Wichtige Interaktionen ↑ = Effekt wird ausgelöst, verstärkt oder erhöht ↓ = Effekt wird unterdrückt, vermindert oder gesenkt	Kontraindikationen, Warnhinweise
EPMS	Tee, Kaffee: Wirkungsverlust; Dopaminagonisten (z.B. Parkinsonmittel): gegenseitige Wirkungsminderung; Dopaminantagonisten (z.B. Metoclopramid): EPMS ↑; Zentraldämpfende Arzneimittel u. Alkohol: Sedierung ↑	Intoxikationen mit ZNS-dämpfenden Pharmaka
Schwindel, Somnolenz, anterograde Amnesie; Gewöhnungsrisiko	Antimykotika vom Azoltyp, Cimetidin, Fluvoxamin, Omeprazol, Makrolidantibiotika (z.B. Erythromycin): Brotizolamwirkung ↑; Muskelrelaxantien: muskelrelaxierende Wirkung ↑; Zentraldämpfende Arzneimittel u. Alkohol: Sedierung ↑	Engwinkelglaukom, Myasthenia gravis; < 18 Jahre; Schwangerschaft, Stillzeit. In Anbetracht des Abhängigkeitsrisikos sollen Benzodiazepinderivate nicht länger als 3 Monate eingenommen werden. Das Präparat muss ausschleichend abgesetzt werden
Hypotonie, Hyperhidrosis, Harnverhalt, Dyskinesien, Depression, QT-Verlängerung	Kombination mit QTc-Zeit verlängernden AM kontraindiziert (z.B. Antiarrhythmika, Azol-Antimykotika, einige Gyrasehemmer, Makrolidantibiotika, Thioridazin, Pimozid, Ziprasidon, Amantadin, Halofantrin, Cotrimoxazol, Domperidon)	Kardiomyopathien, AV-Block II. u. III. Grades, Herzrhythmusstörungen mit QT-Verlängerung, Myasthenie; Schwangerschaft, Stillzeit

INN Freiname Handelsnamen (A, CH, D) [nur Monopräparate]	Substanzcharakteristik 1) Stoffgruppe 2) Pharmakologie 3) Indikationen 4) Hinweise/Wirkprofil	Dosierung incl. Halbwertszeit 1) übliche Tagesdosis in mg (für Erwachsene) 2) spezielle Dosierungen (Alter, eingeschränkte Nieren- bzw. Leberfunktion) 3) Eliminationshalbwertszeit 4) Äquivalenzdosis
Bupropion (Amfebutamon) Zyban® (A, CH, D) Quomen® (A)	1) Tabakentwöhnungsmittel 2) Noradrenalin-/Dopamin-Wiederaufnahmehemmer (NDRI) 3) Nikotinabhängigkeit 4) In A, CH und D als Mittel zur medikamentösen Raucherentwöhnung zugelassen. In den USA auch als Antidepressivum auf dem Markt. Deutlich aktivierendes Wirkprofil	1) 150–300 2) Alter, Niere, Leber: 150 3) ca. 20 h Applikation nach 16.00 Uhr vermeiden
Buspiron Bespar® (D) Buspar® (A, CH)	1) Tranquilizer/Anxiolytikum 2) Azaspirodecandionderivat, Nicht-Benzodiazepin-Anxiolytikum; 5-HT1A-Agonist 3) Angstsyndrome 4) Verzögerter Wirkungseintritt; mit Benzodiazepinen vorbehandelte Patienten scheinen von einer Behandlung weniger zu profitieren	1) 15–30, max. 60 2) Niere, Leber: Dosisreduktion 3) 2–3 h 4) –
Cabergolin Cabaseril® (A, D) Dostinex® (A, CH, D) Cabaser® (CH)	1) Parkinsonmittel 2) Ergolinderivat (Mutterkornalkaloidderivat), Dopaminagonist mit langer Wirkdauer, Prolactinhemmstoff 3) Parkinson 4) Zur Kombinationstherapie mit L-Dopa	1) Monotherapie: 2–4; Kombination mit Levodopa: 2–6. Langsame, wöchentliche Aufdosierung 2) Leber: Dosisreduktion 3) ca. 65 4) –

Häufigste und typische Nebenwirkungen	Wichtige Interaktionen ↑ = Effekt wird ausgelöst, verstärkt oder erhöht ↓ = Effekt wird unterdrückt, vermindert oder gesenkt	Kontraindikationen, Warnhinweise
Fieber, Übelkeit, Unruhe, Hautausschlag, Psychose-Auslösung, Krampfanfälle	MAOH kontraindiziert (Wartezeit nach Tranylcypromin: 14 Tage, nach Moclobemid: 1 Tag); Antidepressiva, Neuroleptika: Antidepressiva-/Neuroleptikaspiegel ↑; Theophyllin, Clozapin: Theophyllin-/Clozapinspiegel ↑ bei Beendigung des Rauchens; Levodopa: NW ↑	Krampfanfälle, Bulimie/Anorexie, Leberzirrhose, bipolare Störungen, MAOH; Schwangerschaft, Stillzeit. Cave Senkung der Krampfschwelle
Benommenheit, Unruhe, Übelkeit, Schwindel, Kopfschmerz	MAOH: Gefahr hypertensiver Krisen	Schwere Leber-/Nierenfunktionsstörungen; Engwinkelglaukom, Myasthenia gravis, Epilepsie
Dys-/Hyperkinesien, Halluzinationen, Übelkeit, Pleuraergüsse	Antihypertonika: antihypertensiver Effekt ↑; Dopaminantagonisten (Neuroleptika, Metoclopramid): gegenseitige Wirkungsminderung; Makrolidantibiotika (z.B. Erythromycin): NW ↑	Schwangerschaft

INN Freiname
 	
Handelsnamen
(A, CH, D)
[nur Monopräparate]
	Substanzcharakteristik
	1) Stoffgruppe
	2) Pharmakologie
	3) Indikationen
	4) Hinweise/Wirkprofil
		Dosierung incl. Halbwertszeit
		1) übliche Tagesdosis in mg
		  (für Erwachsene)
		2) spezielle Dosierungen
		  (Alter, eingeschränkte Nieren-
		  bzw. Leberfunktion)
		3) Eliminationshalbwertszeit
		4) Äquivalenzdosis

Carbamazepin Tegretal® (D) Timonil® (D, CH) Sirtal® (A, D) Carbabeta® (D) Carbadura® (D) Carbaflux® (D) Carbagamma® (D) Carbium® (D) Elpenor® (D) Espalepsin® (D) Finlepsin ® (D) Fokalepsin® (D) Neurotop® (A) Tegretol® (A, CH) Deleptin® (A)	1) Antiepileptikum, Stim- mungsstabilisierer 2) Dibenzazepinderivat, Na- Kanalblockade, GABAerg 3) Antiepileptikum d. 1. Wahl bei partiellen Epilepsien (fokalen Anfällen) und dif- fusem bzw. Schlaf-Grand mal. Therapie der Manie und (als Alternatlve zu Lithium) zur Rezidivprophylaxe bei affektiven u. schizo-affekti- ven Psychosen. Trigeminus-Neuralgie. Diabet. Polyneuropathie. Alkoholentzugssyndrome 4) Als primäre Alternative zu Lithium insbesondere bei schnellen Phasenwechseln (sog. rapid cyclers)	1) 400–1200, max. 1600; langsame Aufdosierung (antikonvulsive Therapie); 200–800 (Rezidivprophy- laxe von Psychosen) 2) Alter, Niere, Leber: Dosis- reduktion 3) 10–20 h bei Dauertherapie (Autoinduktion, deshalb ggf. Dosisanpassung unter Therapie!) 4) – Therapeutische Plasma- spiegel: 6–12 µg/ml. Bei Plasmaspiegel über 12 µg/ml vermehrt toxische Nebenwir- kungen

Somnolenz, Ataxie, Hautallergien, Störungen der Hämatopoese. Bei Älteren Verwirrtheitszustände	Carbamazepin kann via Enzyminduktion die Plasmaspiegel anderer Arzneimittel senken. Dazu gehören u.a. Lamotrigin, Felbamat, Topiramat, Tiagabin, Phenytoin, Valproinsäure, Kortikosteroide, Cyclosporin, Digoxin, Tetracycline, TZA, Clozapin, Methadon, Antikoagulantien, Theophyllin, Neuroleptika, hormonale Kontrazeptiva. Carbamazepinspiegel können u.a. durch Phenytoin, Valproinsäure, Rifampicin, Theophyllin, Cisplatin vermindert, u.a. durch Makrolidantibiotika, Calciumantagonisten, Azol-Antimykotika, Loratadin erhöht werden. MAOH: kontraindiziert! Lithium: evtl. neurotoxische Wirkung ↑; SSRI: serotonerge Effekte ↑. Vorsicht bei gemeinsamer Gabe mit Arzneimitteln, die potentiell blutbildschädigend wirken können, wie z.B. Clozapin, Mianserin, Antirheumatika, Zytostatika	Knochenmarksschädigung, AV-Block, Porphyrie, MAOH; Schwangerschaft, Stillzeit. Regelmäßige Blutbildkontrollen notwendig

INN Freiname Handelsnamen (A, CH, D) [nur Monopräparate]	Substanzcharakteristik 1) Stoffgruppe 2) Pharmakologie 3) Indikationen 4) Hinweise/Wirkprofil	Dosierung incl. Halbwertszeit 1) übliche Tagesdosis in mg (für Erwachsene) 2) spezielle Dosierungen (Alter, eingeschränkte Nieren- bzw. Leberfunktion) 3) Eliminationshalbwertszeit 4) Äquivalenzdosis
Carbidopa (+Levodopa) Nacom® (D) isicom® (D) Striaton® (D) Sinemet® (A, CH) Levocarb® (D) Levocomp® (D) Levodop® (D) Toniform® (D)	1) Parkinsonmittel 2) Peripherer Hemmstoff der Dopadecarboxylase 3) Parkinson	1) 300–600 (bezogen auf Levodopa nach Aufdosie- rung) 2) – 3) ca. 1,5 h (Levodopa) 4) –
Chloralhydrat Chloraldurat® (CH, D) Medianox® (CH) Nervifène® (CH)	1) Hypnotikum 2) Aldehyd, aktiver Metabolit Trichloroethanol 3) Schlafstörungen 4) rel. enge therapeutische Breite; praktisch keine Beeinflussung des REM- Schlafs	1) 250–1000, max. 2000 2) – 3) 4 min, Metabolit 7 h 4) –
Chlordiazepoxid Librium® (D) Multum® (D) Radepur® (D)	1) Tranquilizer/Anxiolytikum 2) 1,4-Benzodiazepinderivat, BZD-Rezeptoragonist 3) Angst- u. Spannungs- zustände	1) 5–60, Einzeldosis nicht > 30 2) Alter: 5–30 3) 10–15 h, Metabolit 50–90 4) 20 mg ≅ 10 mg Diazepam

Häufigste und typische Nebenwirkungen	Wichtige Interaktionen ↑ = Effekt wird ausgelöst, verstärkt oder erhöht ↓ = Effekt wird unterdrückt, vermindert oder gesenkt	Kontraindikationen, Warnhinweise
Übelkeit, Hypotonie, Tachykardien, Dyskinesien	Neuroleptika: gegenseitige Wirkungsminderung; Sympathomimetika: Sympathomimetika-Wirkung ↑; Nichtselektive MAOH (Tranylcypromin): Hypertensive Krisen; Vitamin B6 > 5 mg: Levodopawirkung ↓	Hyperthyreose, Hypertonie, Psychosen
Benommenheit, Toleranzentwicklung	ZNS-dämpfende Arzneimittel, Alkohol: Sedierung/ ZNS – Dämpfung ↑; Antikoagulantien: antikoagulierender Effekt ↑	Schwere Leber-/Nierenschäden; Antikoagulantien; Schwangerschaft
Schwindel, Somnolenz, anterograde Amnesie; Gewöhnungsrisiko	Cimetidin: Chlordiazepoxid-Wirkung ↑; Muskelrelaxantien: muskelrelaxierende Wirkung ↑; Omeprazol: Chlordiazepoxid-Wirkung ↑; Zentraldämpfende Arzneimittel u. Alkohol: Sedierung ↑	Engwinkelglaukom, Myasthenia gravis; < 18 Jahre; Schwangerschaft, Stillzeit. In Anbetracht des Abhängigkeitsrisikos sollen Benzodiazepinderivate nicht länger als 3 Monate eingenommen werden. Das Präparat muss ausschleichend abgesetzt werden

INN Freiname
 	
Handelsnamen
(A, CH, D)
[nur Monopräparate]
	Substanzcharakteristik
	1) Stoffgruppe
	2) Pharmakologie
	3) Indikationen
	4) Hinweise/Wirkprofil
		Dosierung incl. Halbwertszeit
		1) übliche Tagesdosis in mg
		   (für Erwachsene)
		2) spezielle Dosierungen
		   (Alter, eingeschränkte Nieren-
		   bzw. Leberfunktion)
		3) Eliminationshalbwertszeit
		4) Äquivalenzdosis

Chlorpromazin
Propaphenin® (D)
Chlorazin® (CH)
Largactil® (CH)
	1) Neuroleptikum
	2) Phenothiazinderivat mit
	   aliphatischer Seitenkette
	3) Unruhe- u. Erregungszu-
	   stände, Schlafanbahnung
	4) „Erstes Neuroleptikum"
	   und Referenzsubstanz
	   (Potenz = 1), schwach
	   potent
		1) 75–150 ambulant, stationär
		   bis 400, max. 600
		2) –
		3) 15–30 h
		4) 300 mg ≅ 5 mg Haloperidol

Chlorprothixen
Truxal® (A, CH, D)
Truxaletten® (A, CH)
	1) Neuroleptikum
	2) Thioxanthenderivat
	3) Unruhe- u. Erregungszu-
	   stände, Schlafanbahnung
	4) Schwach potent
		1) 30–90; > 150 stationär (bis
		   max. 400)
		2) 30–90
		3) 15 h
		4) 300 mg ≅ 5 mg Haloperidol

Häufigste und typische Nebenwirkungen	Wichtige Interaktionen ↑ = Effekt wird ausgelöst, verstärkt oder erhöht ↓ = Effekt wird unterdrückt, vermindert oder gesenkt	Kontraindikationen, Warnhinweise
Sedierung, Hypotonie, Obstipation, Leberenzymerhöhung	Tee, Kaffee: Wirkungsverlust; Anticholinergika (z.B. Parkinsonmittel, TZA): anticholinerge Wirkung ↑; SSRI: Chlorpromazinspiegel ↑; Antihypertonika: Blutdrucksenkung ↑; Dopaminagonisten (z.B. Parkinsonmittel): gegenseitige Wirkungsminderung; Dopaminantagonisten (z.B. Metoclopramid): EPMS ↑; Lithium: evtl. Neurotoxizität ↑; Zentraldämpfende Arzneimittel u. Alkohol: Sedierung ↑	Schwere Blutzell-/Knochenmarksschädigung
Sedierung, Hypotonie, Obstipation, Leberenzymerhöhung	Tee, Kaffee: Wirkungsverlust; Anticholinergika (z.B. Parkinsonmittel, TZA): anticholinerge Wirkung ↑; SSRI: Chlorprothixenspiegel ↑; Antihypertonika: RR ↓; Dopaminagonisten (z.B. Parkinsonmittel): gegenseitige Wirkungsminderung; Dopaminantagonisten (z.B. Metoclopramid): EPMS ↑; Lithium: evtl. Neurotoxizität ↑; Zentraldämpfende Arzneimittel u. Alkohol: Sedierung ↑	Schwere Blutzell-/Knochenmarksschädigung

INN
Freiname
 	
Handelsnamen
(A, CH, D)
[nur Monopräparate]
	Substanzcharakteristik
	1) Stoffgruppe
	2) Pharmakologie
	3) Indikationen
	4) Hinweise/Wirkprofil
		Dosierung incl. Halbwertszeit
		1) übliche Tagesdosis in mg
		   (für Erwachsene)
		2) spezielle Dosierungen
		   (Alter, eingeschränkte Nieren-
		   bzw. Leberfunktion)
		3) Eliminationshalbwertszeit
		4) Äquivalenzdosis

Cinolazepam
Gerodorm® (A)
	1) Tranquilizer/Hypnotikum
	2) Benzodiazepinderivat,
	   BZD-Rezeptoragonist,
	   GABAerg
	3) Schlafstörungen
		1) 20–40
		2) Alter, Niere, Leber: Dosis-
		   reduktion
		3) ca. 4 h
		4) 40 mg ≅ 10 mg Diazepam

Citalopram
Seropram® (A, CH)
Cipramil® (D)
Sepram® (A, D)
Cilex® (D)
Citadura® (D)
Futuril® (D)
Serital® (D)
Apertia® (A)
Cipram® (A)
Pram® (A)
	1) Antidepressivum
	2) hochselektiver Serotonin-
	   Wiederaufnahmehemmer
	   (SSRI)
	3) Depressive Erkrankungen,
	   Panikstörungen
		1) 20 – max. 60
		2) Alter: 20 – max. 40;
		   Leber: max. 30
		3) 33 h
		4) –

Clobazam
Frisium® (A, D)
Urbanyl® (CH)
	1) Tranquilizer, Anxiolytikum
	2) 1,5-Benzodiazepin, BZD-
	   Rezeptoragonist, GABAerg
	3) Angst- u. Spannungszu-
	   stände, Zusatzmedikation
	   bei Patienten mit Anfalls-
	   leiden
	4) Kaum sedierend, nicht
	   muskelrelaxierend
		1) 20–30 (Angst- u. Span-
		   nungszustände);
		   20 – max. 80 (Epilepsie)
		2) Alter: 10–15; Niere, Leber:
		   Dosisreduktion
		3) 18 h (Metabolit bis 120 h)
		4) 20 mg ≅ 10 mg Diazepam

Häufigste und typische Nebenwirkungen	Wichtige Interaktionen ↑ = Effekt wird ausgelöst, verstärkt oder erhöht ↓ = Effekt wird unterdrückt, vermindert oder gesenkt	Kontraindikationen, Warnhinweise
Schwindel, Somnolenz, anterograde Amnesie; Gewöhnungsrisiko	Cimetidin: Chlordiazepoxid-Wirkung ↑; Muskelrelaxantien: muskelrelaxierende Wirkung ↑; Omeprazol: Chlordiazepoxid-Wirkung ↑; Zentraldämpfende Arzneimittel u. Alkohol: Sedierung ↑	Engwinkelglaukom, Myasthenia gravis; < 18 Jahre; Schwangerschaft, Stillzeit. In Anbetracht des Abhängigkeitsrisikos sollen Benzodiazepinderivate nicht länger als 3 Monate eingenommen werden. Das Präparat muss ausschleichend abgesetzt werden
Übelkeit, Schwitzen, Tremor, Somnolenz, Ejakulationsstörungen	MAO-Hemmer: serotonerge Effekte ↑ (Wartezeit nach Tranylcypromin 14 Tage, nach Moclobemid und Selegilin 1 Tag); Serotonerge Stoffe (z.B. Triptan-Migränemittel, Oxitriptan, L-Tryptophan, Tramadol): serotonerge Effekte ↑; Johanniskraut: Citalopram-NW ↑; Antikoagulantien: Blutungsgefahr ↑	Serotonerge Substanzen, MAOH
Mattigkeit, Schwindel, Artikulationsstörungen	Cimetidin: Clobazam-Wirkung ↑; Muskelrelaxantien: muskelrelaxierende Wirkung ↑; Omeprazol: Clobazam-Wirkung ↑; Zentraldämpfende Arzneimittel u. Alkohol: ZNS-Dämpfung/Sedierung ↑	Abhängigkeitsanamnese; Schwangerschaft

INN	Substanzcharakteristik	Dosierung incl. Halbwertszeit
Freiname	1) Stoffgruppe	1) übliche Tagesdosis in mg
	2) Pharmakologie	(für Erwachsene)
Handelsnamen	3) Indikationen	2) spezielle Dosierungen
(A, CH, D)	4) Hinweise/Wirkprofil	(Alter, eingeschränkte Nieren-
[nur Monopräparate]		bzw. Leberfunktion)
		3) Eliminationshalbwertszeit
		4) Äquivalenzdosis

Clomethiazol Distraneurin® (CH, D)	1) Sedierend-antikonvulsives Psychopharmakon 2) Thiazol-Derivat 3) Delirbehandlung 4) Cave Suchtgefahr; als Hypnotikum allenfalls kurzzeitig in der Geronto-psychiatrie bei psycho-motorisch unruhigen Patienten	1) 384–768, bei nicht ausrei-chender Sedierung bis max. 1152–1536 innerhalb 2 h (Prädelir, Delir, akute Entzugssymptomatik unter stationären Bedingungen); 384–768 (gerontopsychia-trische Indikationen) 2) Niere, Leber: vorsichtige Dosierung 3) 2,3–5 h (oral) 4) –
Clomipramin Anafranil® (A, CH, D) Hydiphen® (D)	1) Trizyklisches Antidepres-sivum 2) Dibenzazepinderivat; chloriertes Imipramin mit bevorzugter Hemmung der Serotonin-Wiederauf-nahme 3) Depressionen, Zwangs-störungen, chron. Schmerzsyndrome 4) Potentes Standard-Anti-depressivum mit leicht antriebssteigernder Wirk-komponente	1) ambulant: 50–150, stationär: 100–225, Tropfinfusion: 50–175 2) Alter: Dosisreduktion 3) ca. 21, Metabolit 36 4) –
Clonazepam Rivotril® (A, CH, D) Antelepsin® (D)	1) Antiepileptikum 2) Benzodiazepinderivat, BZD-Rezeptoragonist, GABAerg 3) Zerebrale Krampfanfälle, Epilepsie	1) 4–8 2) – 3) 30–40 h 4) –

28

Häufigste und typische Nebenwirkungen	Wichtige Interaktionen ↑ = Effekt wird ausgelöst, verstärkt oder erhöht ↓ = Effekt wird unterdrückt, vermindert oder gesenkt	Kontraindikationen, Warnhinweise
Sedierung, Niesreiz, bronchiale Hypersekretion; Abhängigkeitsrisiko!	Alkohol: kontraindiziert; Zentraldämpfende Arzneimittel: ZNS-Dämpfung/ Sedierung ↑; Cimetidin: Clomethiazol-Wirkung ↑; Carbamazepin: Clomethiazol-Wirkung ↓	ZNS-dämpfende Pharmaka, Alkohol, < 18 Jahre
Tremor, Schwitzen, Obstipation	MAOH: kontraindiziert; Antiarrhythmika: kardiale Effekte ↑; Anticholinergika: anticholinerge Effekte ↑; Antikoagulantien: gerinnungshemmende Wirkung ↑; Carbamazepin: CBZ-Spiegel ↑ bzw. Clomipraminspiegel ↓; Thioridazin: cave QTc-Zeit-Verlängerung; Sympathomimetika: kardiovaskuläre NW ↑; Valproinsäure: Valproinsäurespiegel ↑ bzw. Clomipraminspiegel ↓	Intoxikationen mit zentraldämpfenden Substanzen, Delirien, Engwinkelglaukom, Pylorusstenose, akute Harnverhaltung, Prostatahypertrophie mit Restharnbildung, Ileus, schwere Leber- u. Niereninsuffizienz
Sedierung, Muskelrelaxation. Cave Entzugssyndrome (langsame Dosisreduktion)	Cimetidin: Clonazepam-Wirkung ↑; Muskelrelaxantien: muskelrelaxierende Wirkung ↑; Omeprazol: Clonazepam-Wirkung ↑; Zentraldämpfende Arzneimittel u. Alkohol: Sedierung ↑	Myasthenia gravis

INN
Freiname
 	
Handelsnamen
(A, CH, D)
[nur Monopräparate]
	Substanzcharakteristik
	1) Stoffgruppe
	2) Pharmakologie
	3) Indikationen
	4) Hinweise/Wirkprofil
		Dosierung incl. Halbwertszeit
		1) übliche Tagesdosis in mg
		   (für Erwachsene)
		2) spezielle Dosierungen
		   (Alter, eingeschränkte Nieren-
		   bzw. Leberfunktion)
		3) Eliminationshalbwertszeit
		4) Äquivalenzdosis

Clotiapin
Entumin® (CH)
	1) Neuroleptikum
	2) Dibenzothiazepinderivat
	3) Schizophrenien
	4) mittelstark antipsycho-
	   tisch
		1) 80–200
		2) Alter, Niere, Leber: Dosis-
		   reduktion
		3) –
		4) –

Cloxazolam
Lubalix® (CH)
	1) Tranquilizer/Anxiolytikum
	2) Benzodiazepinderivat;
	   Benzodiazepin-Rezeptor-
	   agonist, GABAerg;
	   „Prodrug"
	3) Angst- und Spannungs-
	   zustände
		1) 2–4, bis max. 6
		2) Alter, Leber: Dosisreduktion
		3) Metabolit ca. 3 Tage
		4) 4 mg $\cong$ 10 mg Diazepam

Häufigste und typische Nebenwirkungen	Wichtige Interaktionen ↑ = Effekt wird ausgelöst, verstärkt oder erhöht ↓ = Effekt wird unterdrückt, vermindert oder gesenkt	Kontraindikationen, Warnhinweise
Mundtrockenheit, Obstipation, Akkommodations- u. Miktionsstörungen, Anstieg der Leberenzyme; EPMS	Tee, Kaffee: Wirkungsverlust; Anticholinergika (z.B. Parkinsonmittel, trizyklische Antidepressiva): anticholinerge Wirkung ↑; Antihypertonika: RR ↓; Dopaminagonisten (z.B. Parkinsonmittel): gegenseitige Wirkungsminderung; Dopaminantagonisten (z.B. Metoclopramid): EPMS ↑; Lithium: evtl. Neurotoxizität ↑; Zentraldämpfende Arzneimittel u. Alkohol: ZNS-Dämpfung ↑	Akute Intoxikationen mit zentraldämpfenden Pharmaka u. Alkohol, Engwinkelglaukom, Pylorusstenose, Prostatahypertrophie, schwere Leber- u. Nierenfunktionsstörungen
Schwindel, Somnolenz, anterograde Amnesie; Gewöhnungsrisiko	Cimetidin: Cloxazolam-Wirkung ↑; Muskelrelaxantien: muskelrelaxierende Wirkung ↑; Omeprazol: Cloxazolam-Wirkung ↑; Zentraldämpfende Arzneimittel u. Alkohol: Sedierung ↑	Engwinkelglaukom, Myasthenia gravis; < 18 Jahre; Schwangerschaft, Stillzeit. In Anbetracht des Abhängigkeitsrisikos sollen Benzodiazepinderivate nicht länger als 3 Monate eingenommen werden. Das Präparat muss ausschleichend abgesetzt werden

INN Freiname Handelsnamen (A, CH, D) [nur Monopräparate]	Substanzcharakteristik 1) Stoffgruppe 2) Pharmakologie 3) Indikationen 4) Hinweise/Wirkprofil	Dosierung incl. Halbwertszeit 1) übliche Tagesdosis in mg (für Erwachsene) 2) spezielle Dosierungen (Alter, eingeschränkte Nieren- bzw. Leberfunktion) 3) Eliminationshalbwertszeit 4) Äquivalenzdosis
Clozapin Leponex® (A, CH, D) Elcrit® (D) Froidir®(A) Lanolept®(A)	1) Atypisches Neurolepti- kum/Antipsychotikum 2) Dibenzodiazepinderivat 3) Schizophrene Psychosen, die auf andere NL nicht ansprechen oder diese nicht vertragen; Psycho- sen bei Parkinson 4) Prototyp der atypischen Antipsychotika Verordnung an bestimmte Auflagen gebunden (Blutbild- kontrollen)	1) 200–450, stationär bis max. 900; schrittweise Dosiserhöhung 2) Alter: Initialdosis 12,5 einmal tägl., Dosissteige- rung 25 /Tag; Niere, Leber: Initialdosis 12,5 einmal tägl., langsamere Dosis- steigerung 3) 6–25 h 4) 200 mg ≅ 5 mg Halo- peridol
Co-dergocrin	s. Dihydroergotoxin	
Cyproteron Androcur® (A, CH, D) Curandron®(A)	1) Sexualtherapeutikum 2) Progesteronderivat, Anti- androgen 3) Triebdämpfung bei Se- xualdeviationen, inopera- bles Prostatakarzinom; Androgenisierungs- erscheinungen der Frau	1) 50–200, max. 300 (Sexualdeviationen beim Mann) 2) Alter, Niere: Dosisreduk- tion; Leber: Kontraindiziert 3) 38–58 h 4) –
Deprenyl	s. Selegilin	
Desipramin Pertofran® (A) Petylyl® (D)	1) Trizyklisches Antidepres- sivum 2) Dibenzazepinderivat, Hauptmetabolit von Imi- pramin. Relativ spezifisch noradrenerg 3) Depressionen 4) Im klinischen Wirkprofil deutlich antriebssteigernd. Keine abendliche Gabe	1) ambulant: 50–150, stationär: 100–250 2) Alter: Dosisreduktion um ca. 50 %; Niere: Dosis- reduktion 3) 15–18 h 4) –

Häufigste und typische Nebenwirkungen	Wichtige Interaktionen ↑ = Effekt wird ausgelöst, verstärkt oder erhöht ↓ = Effekt wird unterdrückt, vermindert oder gesenkt	Kontraindikationen, Warnhinweise
Blutzellschäden (dosis-unabhängig; Granulo-zytopenie in ca. 3%, Agranulozytose in ca. 1%); Myokarditis-Risiko insbes. in den ersten 2 Behandlungsmonaten; Myoklonien, Krampfan-fälle, Delirien, Müdig-keit, Hypersalivation, Hypotonie, Hyperther-mie, Gewichtszunahme	Potentiell blutbildschädi-gende Substanzen (z.B. Carbamazepin, Metamizol, TZA o. Neuroleptika): Risiko für Blutbildschäden ↑; Benzodiazepine: gegenseitige Wirkungsverstärkung, Atem-depression; Depotneuroleptika, trizykli-sche: Risiko für Blutbild-schäden ↑; Fluvoxamin: Clozapinspiegel ↑; Lithium: neurotoxische Nebenwirkungen ↑	Erkrankungen des Blutes/ blutbildenden Systems, Intoxikationen, Ileus, Darmatonie, schwere Herz-, Leber-, Galle-, Nierenerkrankungen; Stillzeit
Gynäkomastie, Ge-wichtszunahme, Müdig-keit, Beinkrämpfe, Leberwerterhöhung	Antidiabetika: evtl. Dosis-steigerung des Antidiabeti-kums wg. Beeinflussung der Glucosetoleranz	Leberkrankheiten, schwerer Diabetes, Sichel-zellanämie
Mundtrockenheit, Schwitzen, Hypotonie, Akkommodations-störungen, Obstipation, Gewichtszunahme, Unruhe	Anticholinergika: anti-cholinerge Effekte ↑; Antikoagulantien: gerin-nungshemmende Wirkung ↑; MAOH: kontraindiziert! (Blutdruckschwankungen, Serotoninsyndrom); Arzneimittel, die die QTc-Zeit verlängern: QTc-Zeit ↑; SSRI: Desipraminspiegel ↑; Sympathomimetika: Blut-druck ↑	Intoxikationen mit zentral-dämpfenden Substanzen, Delirien, Engwinkelglau-kom, Pylorusstenose,akute Harnverhaltung Prostata-hypertrophie mit Restharn-bildung, Ileus, schwere Leber- u. Nereninsuffi-zienz; Stillzeit

INN Freiname Handelsnamen (A, CH, D) [nur Monopräparate]	Substanzcharakteristik 1) Stoffgruppe 2) Pharmakologie 3) Indikationen 4) Hinweise/Wirkprofil	Dosierung incl. Halbwertszeit 1) übliche Tagesdosis in mg (für Erwachsene) 2) spezielle Dosierungen (Alter, eingeschränkte Nieren- bzw. Leberfunktion) 3) Eliminationshalbwertszeit 4) Äquivalenzdosis
Diazepam Valium® (A, CH, D) Stesolid® (A, CH, D) Diazep® (D) Faustan® (D) Lamra® (D) Neurolytril® (D) Tranquase® (D) Valiquid® (D) Valocordin Diazepam® (D) Gewacalm® (A) Paceum® (CH) Psychopax® (A, CH) Umbrium® (A)	1) Tranquilizer/Anxiolytikum, Hypnotikum, Antiepilepti- kum 2) 1,4-Benzodiazepin, BZD- Rezeptoragonist 3) Angst- u. Spannungszu- stände, Schlafstörungen. Mittel der 1. Wahl beim Status epilepticus (lang- same i.v.-Gabe!) 4) „Breitband-Psychophar- makon" mit Kumulations- gefahr	1) 5–20, stationär 30 – max. 60 2) Alter, Niere, Leber: Dosis- reduktion um ca. 50 % 3) 24–48 h; Metabolit 50–80 h 4) 10 mg Diazepam gelten als Standard- bzw. Äquiva- lenzdosis zur Bewertung anderer Benzodiazepine
Dibenzepin Noveril® (A, CH, D)	1) trizyklisches Antidepres- sivum 2) Dibenzodiazepinderivat, Imipramin-ähnlich, Wirk- präferenz für das nor- adrenerge System 3) Depressionen 4) Wirkspektrum ähnlich dem Imipramin	1) ambulant: 120–240, stationär: 360–720, Tropfinfusion: 120–360 2) Alter: Dosisreduktion um ca. 50% 3) ca. 3–9 h 4) –

Häufigste und typische Nebenwirkungen	Wichtige Interaktionen ↑ = Effekt wird ausgelöst, verstärkt oder erhöht ↓ = Effekt wird unterdrückt, vermindert oder gesenkt	Kontraindikationen, Warnhinweise
Schwindel, Somnolenz, anterograde Amnesie; Gewöhnungsrisiko	Antimykotika vom Azoltyp, Cimetidin, Fluvoxamin, Omeprazol, Makrolidantibiotika (z.B. Erythromycin): Diazepam-Wirkung ↑; Muskelrelaxantien: muskelrelaxierende Wirkung ↑; Zentraldämpfende Arzneimittel u. Alkohol: Sedierung ↑	Engwinkelglaukom, Myasthenia gravis; < 18 Jahre; Schwangerschaft, Stillzeit. In Anbetracht des Abhängigkeitsrisikos sollen Benzodiazepinderivate nicht länger als 3 Monate eingenommen werden. Das Präparat muss ausschleichend abgesetzt werden
Mundtrockenheit, Sedierung, Schwitzen, Hypotonie, Akkommodationsstörungen, Obstipation, Gewichtszunahme	Anticholinergika: anticholinerge Effekte ↑; Antikoagulantien: gerinnungshemmende Wirkung ↑; MAOH: Blutdruckschwankungen, Serotoninsyndrom; Arzneimittel, die die QTc-Zeit verlängern: QTc-Zeit ↑; SSRI: Dibenzepinspiegel ↑; Sympathomimetika: Blutdruck ↑	Intoxikationen mit zentraldämpfenden Substanzen, Delirien, Engwinkelglaukom, Pylorusstenose, akute Harnverhaltung, Prostatahypertrophie mit Restharnbildung, Ileus, schwere Leber- u. Niereninsuffizienz; Stillzeit

INN Freiname Handelsnamen (A, CH, D) [nur Monopräparate]	Substanzcharakteristik 1) Stoffgruppe 2) Pharmakologie 3) Indikationen 4) Hinweise/Wirkprofil	Dosierung incl. Halbwertszeit 1) übliche Tagesdosis in mg (für Erwachsene) 2) spezielle Dosierungen (Alter, eingeschränkte Nieren- bzw. Leberfunktion) 3) Eliminationshalbwertszeit 4) Äquivalenzdosis
Dihydroergotoxin Hydergin® (A, CH, D) Circanol® (D) DCCK® (D) Defluina N® (D) Enirant N® (D) Ergodesit® (D) ergotox® (D) Hydro-Cebral® (D) Orphol® (D) Sponsin® (D) Co-Dergocrin® (A) Dorehydrin® (A) Ergomed® (A) Ergohydrin® (CH) Progeril® (CH)	1) Nootropikum, Antidemen- tivum 2) Ergolinderivat (Mutter- kornalkaloidderivat); Ge- misch aus verschiedenen Mutterkornalkaloiden. Komplexe neurobiochemi- sche Wirkungen, v.a. ant- agonistische Effekte an zentralen und peripheren Alpha-Adrenorezeptoren sowie gefäßerweiternde Effekte 3) Hirnleistungsstörungen im Alter	1) 4–6, bis max. 8 2) – 3) 11–20 h 4) –
Dihydro-α- **ergocryptin** Almirid® (D) Cripar® (CH, D)	1) Parkinsonmittel 2) Ergolinderivat (Mutter- kornalkaloidderivat); Dopaminagonist, Prolac- tinhemmstoff 3) Parkinson 4) Zur Kombinationstherapie mit L-Dopa	1) 10–120 einschleichend 2) – 3) 16 h 4) –
Dikaliumclorazepat Tranxilium® (A, CH, D)	1) Tranquilizer/Anxiolytikum 2) Benzodiazepinderivat BZD-Rezeptoragonist, GABAerg, wird als „Pro- drug" zu N-Desmethyldia- zepam verstoffwechselt 3) Angst- und Spannungs- zustände	1) 10–50, bis max. 150 stationär 2) Alter, Niere, Leber: Dosis- reduktion um ca. 50% 3) Metabolit: 25–82 h 4) 15 mg Dikaliumclorazepat $\cong$ 10 mg Diazepam

Häufigste und typische Nebenwirkungen	Wichtige Interaktionen ↑ = Effekt wird ausgelöst, verstärkt oder erhöht ↓ = Effekt wird unterdrückt, vermindert oder gesenkt	Kontraindikationen, Warnhinweise
Unruhe, Übelkeit, Blutdruckabfall, „verstopfte Nase"	Antikoagulantien u. Thrombozytenaggregationshemmer: blutgerinnungshemmender Effekt ↑; Mutterkornalkaloide (z.B. Ergotamin): Gefahr additiver Effekte	Hypotonie; Stillzeit
Übelkeit, Schwindel, Hypotonie	Antikoagulantien u. Thrombozytenaggregationshemmer: blutgerinnungshemmender Effekt ↑; Erythromycin u.a. Makrolidantibiotika: NW ↑; Mutterkornalkaloide (z.B. Ergotamin): Gefahr additiver Effekte	Leberinsuffizienz; Schwangerschaft, Stillzeit
Schwindel, Somnolenz, anterograde Amnesie; Gewöhnungsrisiko	Antimykotika vom Azoltyp, Cimetidin, Fluvoxamin, Omeprazol, Makrolidantibiotika (z.B. Erythromycin): Dikaliumclorazepat-Wirkung ↑; Muskelrelaxantien: muskelrelaxierende Wirkung ↑; Zentraldämpfende Arzneimittel u. Alkohol: Sedierung ↑	Engwinkelglaukom, Myasthenia gravis; < 18 Jahre; Schwangerschaft, Stillzeit. In Anbetracht des Abhängigkeitsrisikos sollen Benzodiazepinderivate nicht länger als 3 Monate eingenommen werden

INN Freiname Handelsnamen (A, CH, D) [nur Monopräparate]	Substanzcharakteristik 1) Stoffgruppe 2) Pharmakologie 3) Indikationen 4) Hinweise/Wirkprofil	Dosierung incl. Halbwertszeit 1) übliche Tagesdosis in mg (für Erwachsene) 2) spezielle Dosierungen (Alter, eingeschränkte Nieren- bzw. Leberfunktion) 3) Eliminationshalbwertszeit 4) Äquivalenzdosis
Diphenhydramin Sleepia® (A, CH, D) Dolestan® (D) Halbmond® (D) Benocten® (CH) Bedorma® (CH Calmaben® (A) Noctor® (A) u.a.	1) Sedativum, Antihistamini- kum 2) H1-Blocker 3) Einschlaf- u. Durchschlaf- störungen; Übelkeit	1) 50 2) Alter: Dosisreduktion 3) 4–6 h 4) –
Disulfiram Antabus® (A, CH, D)	1) Alkoholentwöhnungsmittel 2) Acetaldehyddehydroge- nasehemmer 3) Alkoholabusus/-abhängig- keit (Aversionstherapie)	1) 1. Tag: 0,5–1,5 2. Tag: 0,5–1,0 3. Tag: 0,5 ab 4. Tag: 0,2–0,4 2) – 3) – 4) –
Donepezil Aricept® (A, CH, D)	1) Antidementivum, Nootro- pikum 2) Piperidinderivat; rever- sibler und spezifischer Acetylcholinesterase- hemmer 3) Alzheimer-Demenz	1) 5–10 (Dosiserhöhung von 5 auf 10 frühestens nach 1 Monat) 2) – 3) 70 h 4) –

Häufigste und typische Nebenwirkungen	Wichtige Interaktionen ↑ = Effekt wird ausgelöst, verstärkt oder erhöht ↓ = Effekt wird unterdrückt, vermindert oder gesenkt	Kontraindikationen, Warnhinweise
Sedierung, Mundtrockenheit, Sehstörungen	Anticholinergika: anticholinerge Effekte ↑; MAOH: Blutdruckschwankungen; Clonidin u.a. zentrale Antihypertonika: Müdigkeit ↑	Blasenentleerungsstörungen mit Restharnbildung, Engwinkelglaukom, Ulcus, Pylorusstenose, Asthma, Phäochromozytom, Epilepsie; MAOH
Müdigkeit, unangenehmer Mundgeruch, Akne, Leberfunktionsstörungen, Polyneuropathie; Alkohol-Disulfiram-Unverträglichkeitsreaktion ("Flush")	Antidiabetika vom Biguanidtyp (z.B. Metformin): Gefahr der Lactat-Azidose; Antikoagulantien: Antikoagulantien-Wirkung ↑; Antihistaminika: Disulfiram-Wirkung ↓; Isoniazid: Psychoserisiko ↑; Metronidazol: Psychoserisiko ↑; NL: Disulfiramwirkung ↓; Phenytoin: Phenytoin-Wirkung ↑; Tranquilizer: Disulfiram-Wirkung ↓	Schizophrenie, Depression, Epilepsie, koronare Herzkrankheit; Schwangerschaft
Durchfall, Muskelkrämpfe, Übelkeit	Anticholinergika: gegenseitige Wirkungsabschwächung; Erythromycin: Donepezil-Wirkung ↑; Ketoconazol: Donepezil-Wirkung ↑; Muskelrelaxantien (Succinylcholin-Typ): muskelrelaxierende Wirkung ↑	

INN
Freiname
 	
Handelsnamen
(A, CH, D)
[nur Monopräparate]
	Substanzcharakteristik
	1) Stoffgruppe
	2) Pharmakologie
	3) Indikationen
	4) Hinweise/Wirkprofil
		Dosierung incl. Halbwertszeit
		1) übliche Tagesdosis in mg
		   (für Erwachsene)
		2) spezielle Dosierungen
		   (Alter, eingeschränkte Nieren-
		   bzw. Leberfunktion)
		3) Eliminationshalbwertszeit
		4) Äquivalenzdosis

Dosulepin
(Dothiepin)
Idom® (D)
Protiaden® (CH)
Xerenal® (A)
	1) Modifiziertes trizyklisches
	   Antidepressivum
	2) Dibenzothiepinderivat,
	   Wirkpräferenz für das
	   noradrenerge System
	3) Depressionen
	4) v. a. angstlösend-dämp-
	   fend und schlafanstoßend
		1) ambulant: 75–150,
		   stationär: 100–225
		2) –
		3) 45 h
		4) –

Doxepin
Aponal® (D)
Sinquan® (CH, D)
Sinequan® (A)
Doneurin® (D)
Doxepia® (D)
Espadox® (D)
Mareen® (D)
	1) Trizyklisches Antidepres-
	   sivum
	2) Dibenzoxepinderivat, stär-
	   ker noradrenerg als sero-
	   tonerg wirksam, daneben
	   auch anticholinerge und
	   starke antihistaminerge
	   Eigenschaften
	3) Depressionen, Ulcus-
	   therapeutikum, chronische
	   Schmerzsyndrome, Ent-
	   zugssyndrome
	4) Sedierend-angstlösend
		1) ambulant: 50–150,
		   stationär: 75–300,
		   parenteral: 50–150
		2) Alter: Dosisreduktion um
		   ca. 50%
		3) 11–19 h, Metabolit 40 h
		4) –

Doxylamin
Gittalun® (D)
Hoggar N® (D)
Mereprine® (CH, D)
Sedaplus® (D)
Sanalepsi N® (CH)
u.a.
	1) Sedativum, Antihistamini-
	   kum
	2) H_1-Blocker
	3) Ein- u. Durchschlaf-
	   störungen
		1) 25–50
		2) Alter: Dosisreduktion
		3) 8–10 h
		4) –

Häufigste und typische Nebenwirkungen	Wichtige Interaktionen ↑ = Effekt wird ausgelöst, verstärkt oder erhöht ↓ = Effekt wird unterdrückt, vermindert oder gesenkt	Kontraindikationen, Warnhinweise
Mundtrockenheit, Sedierung, Schwitzen, Hypotonie, Akkommodationsstörungen, Obstipation, Gewichtszunahme	Anticholinergika: anticholinerge Effekte ↑; Antikoagulantien: gerinnungshemmende Wirkung ↑; MAOH: Blutdruckschwankungen, Serotoninsyndrom; Arzneimittel, die die QTc-Zeit verlängern: QTc-Zeit ↑; SSRI: Dosulepinspiegel ↑; Sympathomimetika: Blutdruck ↑	Intoxikationen mit zentraldämpfenden Substanzen, Delirien, Engwinkelglaukom, Pylorusstenose, akute Harnverhaltung, Prostatahypertrophie mit Restharnbildung, Ileus; Stillzeit
Mundtrockenheit, Sedierung, Schwitzen, Hypotonie, Akkommodationsstörungen, Obstipation, Gewichtszunahme	Anticholinergika: anticholinerge Effekte ↑; Antikoagulantien: gerinnungshemmende Wirkung ↑; MAOH: Blutdruckschwankungen, Serotoninsyndrom; Arzneimittel, die die QTc-Zeit verlängern: QTc-Zeit ↑; SSRI: Dosulepinspiegel ↑; Sympathomimetika: Blutdruck ↑	Intoxikationen mit zentraldämpfenden Substanzen, Delirien, AV-Block II u. III. Grades, Engwinkelglaukom, Pylorusstenose, Ileus, akute Harnverhaltung, Prostatahypertrophie mit Restharnbildung
Sedierung, Mundtrockenheit, Sehstörungen	Anticholinergika: anticholinerge Effekte ↑; MAOH: Blutdruckschwankungen; Clonidin u.a. zentrale Antihypertonika: Müdigkeit ↑	Blasenentleerungsstörungen mit Restharnbildung, Engwinkelglaukom, Ulcus, Pylorusstenose, Asthma, Phäochromozytom, Epilepsie, MAOH

INN
Freiname
 	
Handelsnamen
(A, CH, D)
[nur Monopräparate]
	Substanzcharakteristik
	1) Stoffgruppe
	2) Pharmakologie
	3) Indikationen
	4) Hinweise/Wirkprofil
		Dosierung incl. Halbwertszeit
		1) übliche Tagesdosis in mg
		    (für Erwachsene)
		2) spezielle Dosierungen
		    (Alter, eingeschränkte Nieren-
		    bzw. Leberfunktion)
		3) Eliminationshalbwertszeit
		4) Äquivalenzdosis

Duloxetin Cymbalta® (z.Zt. noch nicht im Handel)	1) Antidepressivum 2) Selektiver Noradrenalin-/ Serotonin-Wiederauf- nahmehemmer 3) Depressionen Auch gegen Inkontinenz wirksam	1) 20 2) Leber: Dosisreduktion (ca. 50%) 3) 11–16 h 4) –
Entacapon Comtess® (D) Comtan® (CH)	1) Parkinsonmittel 2) Nitrocatecholderivat, selektiver Hemmstoff der peripheren Catechol-O- Methyl-Transferase 3) Parkinson. Als Zusatzthe- rapie zu einer bestehen- den Levodopa-Behandlung	1) zu jeder Levodopadosis 200 mg bis max. 2000 2) – 3) 0,5 h 4) –
Escitalopram Cipralex® (CH, D)	1) Antidepressivum 2) Selektiver Serotonin- Wiederaufnahmehemmer (SSRI), Enantiomer von Citalopram mit analogen Eigenschaften 3) Depressionen	1) ambulant: 10, stationär: bis maximal 30 2) Alter, Leber: Dosisreduk- tion 3) 30 h 4) –
Ethadion (Paramethadion) Petidion® (A, CH)	1) Antiepileptikum 2) Oxazolidindionderivat 3) Substanz der ferneren Wahl bei Absencen ins- besondere bei Therapie- resistenz oder bei Unver- träglichkeit anderer Anti- epileptika	1) 1500–2000 (max.), wo- chenweise Aufdosierung 2) Niere, Leber: kontra- indiziert 3) 240 h 4) –

Häufigste und typische Nebenwirkungen	Wichtige Interaktionen ↑ = Effekt wird ausgelöst, verstärkt oder erhöht ↓ = Effekt wird unterdrückt, vermindert oder gesenkt	Kontraindikationen, Warnhinweise
Schlafstörungen, Übelkeit	Serotonerge Stoffe: serotonerge Effekte ↑	MAOH
Dyskinesien, Halluzinationen, Hypotonie, Diarrhoe	MAOH (Tranylcypromin, Moclobemid): Kontraindiziert (Hinweis: Selegilin möglich); Medikamente, die über COMT metabolisiert werden (z.B. Adrenalin, Dopamin, Apomorphin): Vorsicht!	Leberfunktionsstörungen
Übelkeit, Schwitzen, Tremor, Somnolenz, Ejakulationsstörungen	MAOH: serotonerge Effekte ↑ (Wartezeit nach Tranylcypromin 14 Tage, nach Moclobemid und Selegilin 1 Tag); Serotonerge Stoffe (z.B. Triptan-Migränemittel, Oxitriptan, L-Tryptophan, Tramadol): serotonerge Effekte ↑; Johanniskraut: Citalopram-NW ↑; Antikoagulantien: Blutungsgefahr ↑	Serotonerge Substanzen, MAOH
Gastrointestinal, Hautausschlag, Haarausfall	ZNS-dämpfende AM und Alkohol: Sedierung ↑	Aplastische Anämie, Leukopenie, Leber- und Nierenschäden, Retinaerkrankungen; Schwangerschaft, Stillzeit

INN Freiname	Substanzcharakteristik	Dosierung incl. Halbwertszeit
Handelsnamen (A, CH, D) [nur Monopräparate]	1) Stoffgruppe 2) Pharmakologie 3) Indikationen 4) Hinweise/Wirkprofil	1) übliche Tagesdosis in mg (für Erwachsene) 2) spezielle Dosierungen (Alter, eingeschränkte Nieren- bzw. Leberfunktion) 3) Eliminationshalbwertszeit 4) Äquivalenzdosis

Ethosuximid Petnidan® (D) Suxinutin® (A, CH, D) Suxilep® (D) Petinimid® (A, CH)	1) Antiepileptikum 2) Succinimidderivat, hemmt Ca-Kanal-Permeabilität 3) Absencen; bei Grand mal- Epilepsie nicht ausrei- chend wirksam	1) 1000–2000, langsame Aufdosierung 2) – 3) 33–55 h 4) –
Felbamat Taloxa® (A, D)	1) Antiepileptikum 2) GABAerg, Glutamat- antagonist 3) Lennox-Gastaut-Syndrom, Reserve/Kombination bei Therapieresistenz	1) 300–1200 Anfangsdosis, wochenweise Steigerung bis max. 3000 2) Alter, Niere, Leber: Anwen- dung nicht empfohlen 3) ca. 20 h 4) –
Fenetyllin Captagon® (D)	1) Psychoanaleptikum 2) Phenylethylaminderivat (Amphetaminderivat) 3) Hyperkinetisches Syn- drom des Kindesalters, wenn med. Alternativen nicht wirksam 4) Zentrales Stimulans (Btm!)	1) 25–100, Einnahme nur morgens oder ggf. mittags 2) – 3) 1,3 h 4) –
Flumazenil Anexate® (A, CH, D)	1) Benzodiazepin-Antagonist 2) BZD-Rezeptorantagonist 3) Antidot zur Aufhebung der zentral dämpfenden Wir- kung von Benzodiazepinen	1) 0,3–0,6 2) Leber: Dosisreduktion 3) 53 min 4) –

Häufigste und typische Nebenwirkungen	Wichtige Interaktionen ↑ = Effekt wird ausgelöst, verstärkt oder erhöht ↓ = Effekt wird unterdrückt, vermindert oder gesenkt	Kontraindikationen, Warnhinweise
Übelkeit, Singultus, Schlafstörungen, psychische Alterationen, Leukozytopenie, Exanthem	Carbamazepin: Ethosuximidspiegel ↓; Phenytoin: Phenytoinspiegel ↑; Valproinsäure: Ethosuximidspiegel ↑	Psychose-Anamnese
Übelkeit, Kopfschmerzen, Schlafstörungen, aplastische Anämie, akutes Leberversagen	CBZ: Carbamazepinspiegel ↓; Phenytoin: Phenytoinspiegel ↑; Valproinsäure: Valproinsäurespiegel ↑; andere potentiell blutbildschädigende Substanzen (z.B. Clozapin, Metamizol): Risiko für Blutbildschäden ↑	Hämatologische und hepatologische Erkrankungen
Unruhe, Schlaflosigkeit, Tachykardie	TZA: zentralerregende Wirkung ↑; MAOH: adrenerge Krisen, kontraindiziert! Sympathomimetika: zentralerregende Wirkung ↑	Hyperthyreose, Engwinkelglaukom, Magersucht, Gilles-de-la-Tourette-Syndrom, Hypertonie; Schwangerschaft, Stillzeit
Übelkeit, Erbrechen, Angstgefühle	Benzodiazepine, Zaleplon, Zolpidem, Zopiclon: Wirkung wird aufgehoben	

INN Freiname Handelsnamen (A, CH, D) [nur Monopräparate]	Substanzcharakteristik 1) Stoffgruppe 2) Pharmakologie 3) Indikationen 4) Hinweise/Wirkprofil	Dosierung incl. Halbwertszeit 1) übliche Tagesdosis in mg (für Erwachsene) 2) spezielle Dosierungen (Alter, eingeschränkte Nieren- bzw. Leberfunktion) 3) Eliminationshalbwertszeit 4) Äquivalenzdosis
Flunitrazepam Rohypnol® (A, CH, D) Flunibeta® (D) Flunimerck® (D) Fluninoc® (D) Guttanotte® (A) Somnubene® (A)	1) Hypnotikum 2) 1,4-Benzodiazepinderivat, BZD-Rezeptoragonist 3) Schlafstörungen, Prämedikation, Narkoseeinleitung 4) In D wegen Missbrauchsgefahr mit Ausnahme der 1 mg-Tablette dem Betäubungsmittelgesetz unterstellt	1) 0,5–1, max. 2 2) Alter, Niere, Leber: Dosisreduktion 3) 18 h 4) 1 mg Flunitrazepam $\cong$ 10 mg Diazepam
Fluoxetin Fluctin® (D) Fluctine® (A, CH) Fluneurin® (D) Fluox® (D) Fluoxa® (D) Fluxet® (D) Motivone® (D) Fluocim® (CH) Fluoxifar® (CH) Flusol® (CH) Felicium® (A) Mutan® (A) Positivum® (A) u.a.	1) Antidepressivum 2) Selektiver Serotonin-Wiederaufnahmehemmer (SSRI) 3) Depressionen, Zwangsstörungen, Bulimie 4) Leicht aktivierende Eigenschaften. Lange Halbwertszeit, in USA als AD 1x pro Woche verfügbar	1) ambulant: 20, stationär: 20–60, max. 80 2) Alter: max. 60; Leber: Dosisreduktion (Gabe jeden 2. Tag) 3) 3 Tage, Metabolit 7 Tage 4) –

Häufigste und typische Nebenwirkungen	Wichtige Interaktionen ↑ = Effekt wird ausgelöst, verstärkt oder erhöht ↓ = Effekt wird unterdrückt, vermindert oder gesenkt	Kontraindikationen, Warnhinweise
Sedierung, Schwindel, Ataxie, anterograde Amnesie	Antimykotika vom Azoltyp, Cimetidin, Fluvoxamin, Omeprazol, Makrolidantibiotika (z.B. Erythromycin): Flunitrazepam-Wirkung ↑; Muskelrelaxantien: muskelrelaxierende Wirkung ↑; Zentraldämpfende Arzneimittel u. Alkohol: Sedierung ↑	Psychosen, Nierenfunktionseinschränkung, Schlafapnoe; Stillzeit In Anbetracht des Abhängigkeitsrisikos sollen Benzodiazepinderivate nicht länger als 3 Monate eingenommen werden. Das Präparat muss ausschleichend abgesetzt werden.
Nausea, Insomnie, Agitiertheit, Diarrhoe	Antikoagulantien: blutgerinnungshemmende Wirkung ↑; TZA: Antidepressivaspiegel ↑; CBZ: Carbamazepinspiegel ↑; MAOH: Serotoninsyndrom, kontraindiziert! NL: Neuroleptikaspiegel ↑; Phenytoin: Phenytoinspiegel ↑; Tryptophan: Serotoninsyndrom, kontraindiziert!	MAOH, Tryptophan

INN Freiname Handelsnamen (A, CH, D) [nur Monopräparate]	Substanzcharakteristik 1) Stoffgruppe 2) Pharmakologie 3) Indikationen 4) Hinweise/Wirkprofil	Dosierung incl. Halbwertszeit 1) übliche Tagesdosis in mg (für Erwachsene) 2) spezielle Dosierungen (Alter, eingeschränkte Nieren- bzw. Leberfunktion) 3) Eliminationshalbwertszeit 4) Äquivalenzdosis
Flupentixol Fluanxol® (A, CH, D)	1) Neuroleptikum 2) Thioxanthenderivat mit Piperazinalkylseitenkette; D1/D2-Rezeptorantagonist 3) Schizophrene Psychosen 4) Hoch potent, nicht sedierend	1) ambulant: 5–10, stationär: bis 30 2) Niere, Leber: Dosisreduktion 3) 20–36 h 4) 6 mg $\cong$ 5 mg Haloperidol
Flupentixol-decanoat Fluanxol® Depot (A, CH, D)	1) Depot-Neuroleptikum 2) Thioxanthenderivat mit Piperazinalkylseitenkette, verestert mit Decansäure 3) Langzeitbehandlung schizophrener Psychosen	1) 20–100 alle 2–3 Wochen 2) Alter, Niere, Leber: vorsichtigere Dosierung 3) ca. 8 Tage (nach einmaliger Applikation); ca. 17 Tage (nach mehrmaliger Applikation) 4) –
Fluphenazin Dapotum® (A, CH, D) Lyogen® (CH, D) Omca® (D) Lyorodin® (D)	1) Neuroleptikum 2) Phenothiazinderivat mit Piperazinalkylseitenkette, D2-Rezeptorantagonist 3) Schizophrene Psychosen, psychomotorische Erregungszustände 4) Hoch potent	1) ambulant: 5–15, stationär: bis 40 2) Alter, Niere, Leber: Dosisreduktion um ca. 50% 3) 15–20 4) 5 mg $\cong$ 5 mg Haloperidol

Häufigste und typische Nebenwirkungen	Wichtige Interaktionen ↑ = Effekt wird ausgelöst, verstärkt oder erhöht ↓ = Effekt wird unterdrückt, vermindert oder gesenkt	Kontraindikationen, Warnhinweise
EPMS	Tee, Kaffee: Wirkungsverlust; Anticholinergika (z.B. Parkinsonmittel, TZA): anticholinerge Wirkung ↑; SSRI: Flupentixolspiegel ↑; Antihypertonika: RR ↓; Dopaminagonisten (z.B. Parkinsonmittel): gegenseitige Wirkungsminderung; Dopaminantagonisten (z.B. Metoclopramid): EPMS ↑; Lithium: evtl. Neurotoxizität ↑; Zentraldämpfende Arzneimittel u. Alkohol: Sedierung ↑	Koma; < 18 Jahre
EPMS	siehe Flupentixol	< 18 Jahre
EPMS	Tee, Kaffee: Wirkungsverlust; Anticholinergika (z.B. Parkinsonmittel, TZA): anticholinerge Wirkung ↑; SSRI: Fluphenazinspiegel ↑; Antihypertonika: RR ↓; Dopaminagonisten (z.B. Parkinsonmittel): gegenseitige Wirkungsminderung; Dopaminantagonisten (z.B. Metoclopramid): EPMS ↑; Lithium: evtl. Neurotoxizität ↑ Zentraldämpfende Arzneimittel u. Alkohol: Sedierung ↑	Leberschäden, Koma, schwere Depression

INN Freiname Handelsnamen (A, CH, D) [nur Monopräparate]	Substanzcharakteristik 1) Stoffgruppe 2) Pharmakologie 3) Indikationen 4) Hinweise/Wirkprofil	Dosierung incl. Halbwertszeit 1) übliche Tagesdosis in mg (für Erwachsene) 2) spezielle Dosierungen (Alter, eingeschränkte Nieren- bzw. Leberfunktion) 3) Eliminationshalbwertszeit 4) Äquivalenzdosis
Fluphenazin- **decanoat** Dapotum® D (A, CH, D) Lyogen® Depot (D)	1) Depot-Neuroleptikum 2) Phenothiazinderivat mit Piperazinalkylseitenkette, verestert mit Decansäure 3) Langzeitbehandlung schi- zophrener Psychosen	1) 12,5–100 alle 2–3 Wochen 2) Alter, Niere, Leber: Dosis- reduktion um ca. 50% 3) ca. 7 Tage (nach einmali- ger Applikation), ca. 14 Tage (nach mehrmaliger Applikation) 4) –
Flurazepam Dalmadorm® (CH, D) Staurodorm Neu® (D) Staurodorm® (A)	1) Hypnotikum 2) 1,4-Benzodiazepinderivat; BZD-Rezeptoragonist, GABAerg 3) Schlafstörungen	1) 15–30 2) Alter: bis max. 15 3) Metabolit: 50–100 h 4) 30 mg Flurazepam $\cong$ 10 mg Diazepam
Fluspirilen Imap® (CH, D)	1) Neuroleptikum 2) Diphenylbutylpiperidin- derivat 3) Schizophrene Psychosen; in niedriger Dosierung als „Wochentranquilizer" ein- gesetzt	1) 1,5-wöchentlich (Tran- quilizer-Dosierung); 4–8 täglich (schizophrene Psychosen) 2) Alter: Dosisreduktion 3) 7–14 Tage 4) –

Häufigste und typische Nebenwirkungen	Wichtige Interaktionen ↑ = Effekt wird ausgelöst, verstärkt oder erhöht ↓ = Effekt wird unterdrückt, vermindert oder gesenkt	Kontraindikationen, Warnhinweise
EPMS	siehe Fluphenazin	Leberschäden, Koma, schwere Depression
Sedierung, Konzentrationsminderung, Schwindel, Ataxie, anterograde Amnesie; Entzugssyndrome (Latenz)	Antimykotika vom Azoltyp, Cimetidin, Fluvoxamin, Omeprazol, Makrolidantibiotika (z.B. Erythromycin): Flurazepam-Wirkung ↑; Muskelrelaxantien: muskelrelaxierende Wirkung ↑; Zentraldämpfende Arzneimittel u. Alkohol: Sedierung ↑	Abhängigkeit, Myasthenie, Schlafapnoe In Anbetracht des Abhängigkeitsrisikos sollen Benzodiazepinderivate nicht länger als 3 Monate eingenommen werden. Das Präparat muss ausschleichend abgesetzt werden.
EPMS	Tee, Kaffee: Wirkungsverlust; Anticholinergika (z.B. Parkinsonmittel, TZA): anticholinerge Wirkung ↑; SSRI: Fluspirilenspiegel ↑; Antihypertonika: RR ↓; Dopaminagonisten (z.B. Parkinsonmittel): gegenseitige Wirkungsminderung; Dopaminantagonisten (z.B. Metoclopramid): EPMS ↑; Lithium: evtl. Neurotoxizität ↑; Zentraldämpfende Arzneimittel u. Alkohol: Sedierung ↑	Intoxikationen mit ZNS-dämpfenden Pharmaka und Alkohol

INN Freiname	Substanzcharakteristik	Dosierung incl. Halbwertszeit
Handelsnamen (A, CH, D) [nur Monopräparate]	1) Stoffgruppe 2) Pharmakologie 3) Indikationen 4) Hinweise/Wirkprofil	1) übliche Tagesdosis in mg (für Erwachsene) 2) spezielle Dosierungen (Alter, eingeschränkte Nieren- bzw. Leberfunktion) 3) Eliminationshalbwertszeit 4) Äquivalenzdosis
Fluvoxamin Fevarin® (D) Floxyfral® (A, CH) Fluvohexal® (D) Fluvoxadura® (D) Flor ex® (CH) Felixsan® (A)	1) Antidepressivum 2) Selektiver Serotonin-Wiederaufnahmehemmer (SSRI) 3) Depressionen, Zwangs-störungen 4) Leicht aktivierendes Wirk-profil	1) ambulant: 50–200, stationär: 150–300 2) Niere, Leber: Dosisreduk-tion 3) 17–22 h 4) –
Gabapentin Neurontin® (A, CH, D)	1) Antiepileptikum 2) GABAerg 3) Anfälle fokalen Ursprungs	1) 1200 – max. 2000, schritt-weise Aufdosierung über 3 Tage auf 900 2) Niere: Dosisreduktion je nach Clearance 3) 6–12 h 4) –
Galantamin Reminyl® (A, CH, D)	1) Antidementivum 2) Alkaloid aus Schnee-glöckchen; reversibler und spezifischer Acetylcholin-esterase-Hemmer 3) Alzheimer-Demenz	1) 16–24, langsam auf-dosieren 2) Leber: Dosisreduktion um ca. 50% bis max. 16 3) 7–8 h

Häufigste und typische Nebenwirkungen	Wichtige Interaktionen ↑ = Effekt wird ausgelöst, verstärkt oder erhöht ↓ = Effekt wird unterdrückt, vermindert oder gesenkt	Kontraindikationen, Warnhinweise
Übelkeit, Anorexie	TZA: Antidepressiva-spiegel ↑; Antikoagulantien: Anti-koagulantienspiegel ↑; Clozapin: Clozapinspiegel ↑; MAOH: Serotoninsyndrom, kontraindiziert! NL: Neuroleptikaspiegel ↑; Phenytoin: Phenytoin-spiegel ↑; Theophyllin: Theophyllin-spiegel ↑; Serotonerge Stoffe: serotonerge Effekte ↑	MAOH, Tryptophan
Müdigkeit, Schwindel, Kopfschmerzen	Antazida: G.-Bioverfüg-barkeit ↓; ZNS-dämpfende AM und Alkohol: Sedierung ↑	Akute Pankreatitis
Übelkeit, Schlafstörungen	Anticholinergika: gegenseitige Wirkungsabschwächung; Erythromycin: Galantamin-Wirkung ↑; Ketoconazol: Galantamin-Wirkung ↑; Muskelrelaxantien (Succinylcholin-Typ): muskelrelaxierende Wirkung ↑; Paroxetin: Galantamin-Wirkung ↑	Schwere Leber- u. Nieren-funktionsstörung

INN	Substanzcharakteristik	Dosierung incl. Halbwertszeit
Freiname	1) Stoffgruppe	1) übliche Tagesdosis in mg
	2) Pharmakologie	(für Erwachsene)
Handelsnamen	3) Indikationen	2) spezielle Dosierungen
(A, CH, D)	4) Hinweise/Wirkprofil	(Alter, eingeschränkte Nieren-
[nur Monopräparate]		bzw. Leberfunktion)
		3) Eliminationshalbwertszeit
		4) Äquivalenzdosis

Ginkgo biloba	1) Antidementivum, Nootro-	1) 120–240 Extrakt (demen-
Extrakt	pikum, Phytotherapeuti-	tielle Syndrome)
Tebonin® (A, D)	kum	2) –
Duogink® (D)		3) 4–7 h
Gingiloba® (D)	2) Trockenextrakt aus den	4) –
Gingium® (D)	Blättern von Ginkgo biloba,	
Gingobeta® (D)	standardisiert auf Ginkgo-	
Gingopret® (D)	flavonglykoside und/oder	
Ginkobil® (D)	Terpenlactone (Ginkgo-	
Ginkodilat® (D)	lide). Multifaktorielles	
Ginkopur® (D)	Wirkprofil, u.a. Durch-	
Isoginkgo® (D)	blutungsförderung im Be-	
Kaveri® (D)	reich der Mikrozirkulation,	
Rökan® (D)	Verbesserung der Fließ-	
SE Ginkgo® (D)	eigenschaften des Blutes,	
Geriaforce® (CH)	Radikalfänger, PAF-Ant-	
Gingosol® (CH)	agonist	
Symfona® (CH)	3) Dementielle Syndrome,	
Tanakene® (CH)	Tinnitus, Claudicatio inter-	
Tebofortin® (CH)	mittens, Vertigo	
Ceremin® (A)		
Tebofortan® (A)		
Craton® (D)		
u.a.		

Haloperidol	1) Neuroleptikum	1) ambulant 5–15,
Haldol® (A, CH, D)	2) Butyrophenonderivat; D2-	stationär bis 30, max. 60
Haloneural® (D)	Rezeptorantagonist	2) Alter: Dosisreduktion (The-
Haloper® (D)	3) Psychotische Syndrome,	rapiebeginn mit 0,5–1,5)
Sigaperidol®	schizophrene Psychosen,	3) 13–30 h
(D, CH)	maniforme Syndrome,	4) 5 mg Haloperidol gelten als
u.a.	dyskinetische Syndrome	Standard- bzw. Äquivalenz-
	und Tic-Erkrankungen	dosis zum Vergleich mit
	4) Hoch potent, Prototyp/	anderen Neuroleptika
	Referenzsubstanz	

Häufigste und typische Nebenwirkungen	Wichtige Interaktionen ↑ = Effekt wird ausgelöst, verstärkt oder erhöht ↓ = Effekt wird unterdrückt, vermindert oder gesenkt	Kontraindikationen, Warnhinweise
Erhöhte Blutungsgefahr	Antikoagulantien u. Thrombozytenaggregations-Hemmer: Blutungsgefahr ↑	< 12 Jahre
EPMS	Tee, Kaffee: Wirkungsverlust; Anticholinergika (z.B. Parkinsonmittel, TZA): anticholinerge Wirkung ↑; TZA: Antidepressivaspiegel ↑; SSRI: Haloperidolspiegel ↑; Antihypertonika: RR ↓; Dopaminagonisten (z.B. Parkinsonmittel): gegenseitige Wirkungsminderung; Dopaminantagonisten (z.B. Metoclopramid): EPMS ↑; Lithium: evtl. Neurotoxizität ↑; ZNS-dämpfende Arzneimittel u. Alkohol: Sedierung ↑	Intoxikationen mit ZNS-dämpfenden Pharmaka

INN Freiname Handelsnamen (A, CH, D) [nur Monopräparate]	Substanzcharakteristik 1) Stoffgruppe 2) Pharmakologie 3) Indikationen 4) Hinweise/Wirkprofil	Dosierung incl. Halbwertszeit 1) übliche Tagesdosis in mg (für Erwachsene) 2) spezielle Dosierungen (Alter, eingeschränkte Nieren- bzw. Leberfunktion) 3) Eliminationshalbwertszeit 4) Äquivalenzdosis
Haloperidol-decanoat Haldol® decanoat (A, D) Haldol® decanoas (CH)	1) Depot-Neuroleptikum 2) Butyrophenonderivat verestert mit Decansäure 3) Langzeitbehandlung schizophrener Psychosen	1) 50–150, bis max. 300 (3–4-wöchig i.m.) 2) Alter: Dosisreduktion (Therapiebeginn mit 12,5–25) 3) ca. 21 Tage 4) –
Hydroxyzin Atarax® (A, CH, D) AH 3 N® (D) Elroquil N® (D)	1) Tranquilizer, Antihistaminikum 2) Histamin-H1-Antagonist 3) Angst- u. Spannungszustände, Schlafstörungen	1) 37,5–75 2) – 3) ca. 20 4) –
Hypericum (Johanniskraut) u.a. Hyperforat® (CH, D) Sedariston® (D) Psychotonin® (A, D) Jarsin® (A, D) Esbericum® (D) Helarium® (D) Remotiv® (A, D) Hyperiplant® (CH) Solevita® (CH)	1) Phytotherapeutikum 2) Extrakt aus der Pflanze Hypericum, Noradrenalin- u. Serotonin-Wiederaufnahmehemmung postuliert, Hyperforin als wirkungsrelevant identifiziert 3) Angst- u. Spannungszustände, leichte Depressionen	1) mind. 900 (bezogen auf Trockenextrakt) 2) – 3) – 4) –

Häufigste und typische Nebenwirkungen	Wichtige Interaktionen ↑ = Effekt wird ausgelöst, verstärkt oder erhöht ↓ = Effekt wird unterdrückt, vermindert oder gesenkt	Kontraindikationen, Warnhinweise
EPMS	s. Haloperidol	
Sedierung, Mund-trockenheit, Sehstörun-gen	Adrenalin: RR ↓; Anticholinergika (z.B. Parkinsonmittel, TZA): anticholinerge Wirkung ↑; MAO-Hemmer: kontra-indiziert; ZNS-dämpfende Arzneimittel u. Alkohol: Sedierung ↑	Intoxikation mit Psycho-pharmaka, Engwinkel-glaukom, Blasenent-leerungsstörungen mit Restharnbildung; MAOH; Stillzeit
Photosensibilisierung	TZA: AD-Wirkung ↓; Antikoagulantien: Anti-koagulantienwirkung ↓; Ciclosporin: Ciclosporin-wirkung ↓; Digoxin: Digoxin-Wirkung ↓; Indinavir u. andere Protease-inhibitoren (HIV-Therapeu-tika): Indinavir-Wirkung ↓; Kontrazeptiva: Zwischen-blutungen; Sirolismus: Sirolismus-Wirkung ↓; Theophyllin: Theophyllin-Wirkung ↓	Lichtüberempfindlichkeit der Haut; schwere Depressionen; Ciclosporin, Protease-inhibitoren

INN Freiname Handelsnamen (A, CH, D) [nur Monopräparate]	Substanzcharakteristik 1) Stoffgruppe 2) Pharmakologie 3) Indikationen 4) Hinweise/Wirkprofil	Dosierung incl. Halbwertszeit 1) übliche Tagesdosis in mg (für Erwachsene) 2) spezielle Dosierungen (Alter, eingeschränkte Nieren- bzw. Leberfunktion) 3) Eliminationshalbwertszeit 4) Äquivalenzdosis
Imipramin Tofranil® (A, CH, D) Pryleugan® (D)	1) Trizyklisches Antidepres- sivum 2) Dibenzazepinderivat. Erstes Antidepressivum (1957). Stärker nor- adrenerg als serotonerg wirksam, daneben auch antihistaminerge und starke anticholinerge Wir- kungen 3) Depressionen, chron. Schmerzsyndrome, Enu- resis, Pavor nocturnus 4) Prototyp trizykl. AD	1) ambulant: 75–150, stationär: 150–225 2) Alter: Dosisreduktion um ca. 50 % 3) 4–17 h, Metabolit 15–18 h 4) – „Therapeutischer Plasma- spiegel": 150–250 ng/ml
Ketazolam Solatran® (CH)	Benzodiazepinderivat; lang wirksamer Benzodiazepin- Tranquilizer; „Pro-Drug"; rascher Abbau zu den beiden Hauptmetaboliten Diazepam bzw. Nordazepam	1) 15–30, bis max. 60 2) Alter: Dosisreduktion 3) 2h, aktive Metaboliten 34–52 h 4) 30 mg Ketazolam ≅ 10 mg Diazepam
Lamotrigin Lamictal® (A, CH, D)	1) Antiepileptikum 2) Na-Kanalblocker, Glutamatantagonist 3) Erstbehandlung fokaler u. sekundär generalisierter Anfälle, Zusatzbehandlung bei therapierefraktären Epilepsien sowie Lennox- Gastaut-Syndrom; Stim- mungsstabilisierer bei affektiven Psychosen (antidepressiv) – noch nicht zugelassen!	1) Monotherapie: 100–200, Kombinationstherapie: 200–400, (100–200 in Kombination mit Valproin- säure) 2) Leber: Dosisreduktion um ca. 50 %, bei schweren Leberfunktionsstörungen um ca. 75% 3) ca. 29 h bei Monotherapie 4) –

Häufigste und typische Nebenwirkungen	Wichtige Interaktionen ↑ = Effekt wird ausgelöst, verstärkt oder erhöht ↓ = Effekt wird unterdrückt, vermindert oder gesenkt	Kontraindikationen, Warnhinweise
Mundtrockenheit, Schwitzen, Obstipation, Miktions- u. Akkommodationsstörungen, Delirien, Hypotonie	Anticholinergika: anticholinerge Effekte ↑; Antikoagulantien: gerinnungshemmende Wirkung ↑; MAOH: kontraindiziert! (Blutdruckschwankungen, Serotoninsyndrom) Arzneimittel, die die QTc-Zeit verlängern: QTc-Zeit ↑; SSRI: Imipraminspiegel ↑; Sympathomimetika: Blutdruck ↑	Intoxikationen mit zentraldämpfenden Substanzen, Delirien, AV-Block II, III. Grades, Engwinkelglaukom, Pylorusstenose, Ileus, akute Harnverhaltung, Prostatahypertrophie mit Restharnbildung
Schwindel, Somnolenz, anterograde Amnesie; Gewöhnungsrisiko	Cimetidin: Ketazolam-Wirkung ↑; Muskelrelaxantien: muskelrelaxierende Wirkung ↑; Omeprazol: Ketazolam-Wirkung ↑; ZNS-dämpfende Arzneimittel u. Alkohol: Sedierung ↑	Engwinkelglaukom, Myasthenia gravis; Schwangerschaft, Stillzeit. In Anbetracht des Abhängigkeitsrisikos sollen Benzodiazepinderivate nicht länger als 3 Monate eingenommen werden. Das Präparat muss ausschleichend abgesetzt werden.
Müdigkeit, Schwindel, Tremor, allergisches Exanthem	Carbamazepin: Lamotriginspiegel ↓; Phenytoin: Lamotriginspiegel ↓; Valproinsäure: Lamotriginspiegel ↑	

INN Freiname Handelsnamen (A, CH, D) [nur Monopräparate]	Substanzcharakteristik 1) Stoffgruppe 2) Pharmakologie 3) Indikationen 4) Hinweise/Wirkprofil	Dosierung incl. Halbwertszeit 1) übliche Tagesdosis in mg (für Erwachsene) 2) spezielle Dosierungen (Alter, eingeschränkte Nieren- bzw. Leberfunktion) 3) Eliminationshalbwertszeit 4) Äquivalenzdosis
Levetiracetam Keppra® (A, CH, D)	1) Antiepileptikum 2) Pyrrolidonderivat, Wirk- mechanismus? (Acetyl- Cholinagonist 3) Zusatzbehandlung von partiellen Anfällen	1) 1000–3000, stufenweise Aufdosierung alle 2 –4 Wochen 2) Alter: Dosisreduktion; Niere: Dosisreduktion in Abhängigkeit von Kreati- nin-Clearance; Leber: bei schweren Störungen Do- sisreduktion um ca. 50% 3) ca. 7 h 4) –
Levodopa (L-Dopa) Dopaflex® (D) Ceredopa® (A)	1) Parkinsonmittel 2) Dopaminderivat; direkte Vorstufe des Dopamins. Üblicherweise Verabrei- chung in Kombination mit einem Decarboxyla- sehemmstoff (Carbidopa, Benserazid) 3) Parkinson-Syndrome	1) 3000–4000, langsame Aufdosierung; hohe Dosie- rung erforderlich, da wegen peripherer Decar- boxylierung nur geringe Mengen unveränderter Substanz die Blut-Hirn- Schranke überwinden 2) – 3) ca. 1,5 h 4) –
Levomepromazin Neurocil® (D) Levium® (D) Tisercin® (D) Nozinan® (A, CH) Minozinan® (CH)	1) Neuroleptikum 2) Phenothiazinderivat mit aliphatischer Seitenkette 3) Psychomotorische Er- regungs- u. Unruhe- zustände; maniforme Syndrome; chron. Schmerzsyndrome 4) Schwach potent	1) ambulant: 25–100, stationär: bis 400, max. 600 2) – 3) ca. 17 h 4) 300 mg Levomepromazin ≅ 5 mg Haloperidol

Häufigste und typische Nebenwirkungen	Wichtige Interaktionen ↑ = Effekt wird ausgelöst, verstärkt oder erhöht ↓ = Effekt wird unterdrückt, vermindert oder gesenkt	Kontraindikationen, Warnhinweise
Asthenie, Somnolenz	Keine klinische relevanten Interaktionen bekannt	< 16 Jahre; Schwangerschaft, Stillzeit
Hypotonie, Hypersalivation, Hyperhidrosis	Neuroleptika: gegenseitige Wirkungsminderung; Sympathomimetika: Sympathomimetika-Wirkung ↑; Nichtselektive MAOH (Tranylcypromin): Hypertensive Krisen; Vitamin B6 > 5 mg: Levodopawirkung ↓	Magenulzera, malignes Melanom, Hyperthyreose, Hypertonie, Psychosen; Stillzeit
Blutdruck und Krampfschwelle senkend	Tee, Kaffee: Wirkungsverlust; Anticholinergika (z.B. Parkinsonmittel, TZA): anticholinerge Wirkung ↑; SSRI: Levomepromazinspiegel ↑; Antihypertonika: Blutdrucksenkung ↑; Dopaminagonisten (z.B. Parkinsonmittel): gegenseitige Wirkungsminderung; Dopaminantagonisten (z.B. Metoclopramid): EPMS ↑; Lithium: evtl. Neurotoxizität ↑; ZNS-dämpfende Arzneimittel u. Alkohol: Sedierung ↑	Akute Intoxikation mit zentral dämpfenden Pharmaka u. Alkohol, Störung des hämatopoetischen Systems. Vorsicht bei älteren Patienten und bei Risikopatienten (Thromboserisiko)

INN Freiname Handelsnamen (A, CH, D) [nur Monopräparate]	Substanzcharakteristik 1) Stoffgruppe 2) Pharmakologie 3) Indikationen 4) Hinweise/Wirkprofil	Dosierung incl. Halbwertszeit 1) übliche Tagesdosis in mg (für Erwachsene) 2) spezielle Dosierungen (Alter, eingeschränkte Nieren- bzw. Leberfunktion) 3) Eliminationshalbwertszeit 4) Äquivalenzdosis
Lisurid Dopergin® (A, CH, D) Cuvalit® (D) Prolacam® (A)	1) Parkinsonmittel 2) Ergolinderivat (Mutter- kornalkaloidderivat); Dopaminagonist, Prolac- tinhemmstoff 3) Parkinson-Erkrankung. Zur Kombinationstherapie mit Levodopa. In niedrige- rer Dosierung auch als Abstillmittel und zur Mi- gräneprophylaxe, Akro- megalie	1) Parkinsontherapie: 0,6–2, langsame Aufdosierung über 7 Wochen 2) Niere, Leber: Dosisreduk- tion 3) 2–3 h (Metabolite: 10–24 h) 4) –
Lithium(-salze) Quilonum® (D) Hypnorex® (D) leukominerase® (D) Li 450® (D) Lithium Apogepha® (D) Lithium-Duriles® (D) Neurolepsin® (A) Quilonorm® (A, CH) Lithiofor® (CH, D) Litarex® (CH) Priadel® (CH)	1) Stimmungsstabilisierer 2) Anorganische Verbindung, metallisches Element; nur der Lithiumanteil des Sal- zes ist wirksam 3) Rezidivprophylaxe affekti- ver u. schizoaffektiver Psychosen; Manie-Thera- pie; Zusatztherapie sog. therapieresistenter De- pressionen (Augmenta- tion) 4) Suizidprophylaktische Wirkung diskutiert	1) Abhängig vom Lithium- gehalt pro Tablette. Dosie- rung wird therapeutischem Plasmaspiegel angepasst. Enge therapeutische Breite; therapeutische Spiegel bei Prophylaxe: 0,5–0,8 mmol/l; bei Manie-Behandlung: 0,8–1,2 mmol/l. 2) Alter, Niere: Dosisreduktion 3) 20–22 h 4) –
Lofepramin Gamonil® (CH, D) Tymelyt® (A)	1) Modifiziertes trizyklisches Antidepressivum 2) Prodrug; wird nach Resorption zum aktiven Metaboliten Desipramin umgewandelt. Wirkpräfe- renz für das noradrenerge System 3) Depressionen	1) ambulant: 70–140 mg, stationär: 140–280 mg 2) Alter: Dosisreduktion 3) 16 h, Metabolit 22 h 4) –

Häufigste und typische Nebenwirkungen	Wichtige Interaktionen ↑ = Effekt wird ausgelöst, verstärkt oder erhöht ↓ = Effekt wird unterdrückt, vermindert oder gesenkt	Kontraindikationen, Warnhinweise
Übelkeit, Schwindel, Unruhe, Verwirrtheitszustände, Psychosen, Dyskinesien	Dopaminantagonisten (Neuroleptika, Metoclopramid): gegenseitige Wirkungsminderung	Schwangerschaft, Psychosen
Tremor, Polydipsie, Gewichtszunahme, Struma, Konzentrationsstörung; Kontrolluntersuchungen obligat: Kreatinin, T3, T4, Elektrolyte, EKG	ACE-Hemmer: Lithiumspiegel ↑; SSRI: serotonerge NW ↑; Calciumantagonisten: Lithiumtoxizität ↑; Diuretika: Lithiumspiegel ↑; MAOH: serotonerge NW ↑; Metronidazol: Lithiumspiegel ↑; Neuroleptika: Lithiumspiegel ↑; Phenytoin: Lithiumspiegel ↑	Akutes Nierenversagen, schwere Herzfunktionsstörungen, M. Addison; Gravidität, Stillen
Mundtrockenheit, Schwitzen, Obstipation, Miktions- u. Akkommodationsstörungen, Delirien, Hypotonie	Anticholinergika: anticholinerge Effekte ↑; Antikoagulantien: gerinnungshemmende Wirkung ↑; MAOH: kontraindiziert! (Blutdruckschwankungen, Serotoninsyndrom); Arzneimittel, die die QTc-Zeit verlängern: QTc-Zeit ↑; SSRI: Lofepraminspiegel ↑; Sympathomimetika: Blutdruck ↑	Intoxikationen mit zentraldämpfenden Substanzen, Delirien, AV-Block II, III. Grades, Engwinkelglaukom, Pylorusstenose, Ileus, akute Harnverhaltung, Prostatahypertrophie mit Restharnbildung

INN Freiname Handelsnamen (A, CH, D) [nur Monopräparate]	Substanzcharakteristik 1) Stoffgruppe 2) Pharmakologie 3) Indikationen 4) Hinweise/Wirkprofil	Dosierung incl. Halbwertszeit 1) übliche Tagesdosis in mg (für Erwachsene) 2) spezielle Dosierungen (Alter, eingeschränkte Nieren- bzw. Leberfunktion) 3) Eliminationshalbwertszeit 4) Äquivalenzdosis
Loprazolam Sonin® (D)	1) Hypnotikum 2) Benzodiazepinderivat, BZD-Rezeptoragonist; GABAerg; rel. langsame Resorption; aktive Metabolite 3) Schlafstörungen	1) 1–2 2) Alter: 0,5 – max. 1; Niere, Leber: max. 1 3) 8–9 h 4) 1,5 mg Loprazolam $\cong$ 10 mg Diazepam
Lorazepam Tavor® (D) duralozam® (D) Laubeel® (D) Somagerol® (D) Tolid® (D) Merlit® (A) Sedazin® (CH) Temesta® (A, CH) Ativan® (CH) Lorasifar® (CH)	1) Tranquilizer 2) 1,4-Benzodiazepinderivat, BZD-Rezeptoragonist mit sehr hoher Benzodiazepin-Rezeptoraffinität, GABAerg 3) Angst- u. Spannungszu-stände, Sedierung, Katato-nie 4) Stark, rel. rasch wirkend; Suchtpotential!	1) 0,5–2,5, stationär bis max. 7,5 2) Alter: Dosisreduktion 3) 13–14 h 4) 1,5 mg Lorazepam $\cong$ 10 mg Diazepam
Lormetazepam Noctamid® (A, CH, D) Ergocalm® (D) Loretam® (D) Loramet® (CH)	1) Hypnotikum 2) 1,4-Benzodiazepinderivat, BZD-Rezeptoragonist, GABAerg 3) Schlafstörungen; Prä-medikation	1) 0,5–2 2) Alter: Dosisreduktion 3) 10–14 h 4) 1 mg Lormetazepam $\cong$ 10 mg Diazepam

Häufigste und typische Nebenwirkungen	Wichtige Interaktionen ↑ = Effekt wird ausgelöst, verstärkt oder erhöht ↓ = Effekt wird unterdrückt, vermindert oder gesenkt	Kontraindikationen, Warnhinweise
Sedierung, Konzentrationsminderung, Schwindel, Ataxie, anterograde Amnesie; Entzugssyndrome (Latenz)	Cimetidin: Loprazolam-Wirkung ↑; Muskelrelaxantien: muskelrelaxierende Wirkung ↑; Omeprazol: Loprazolam-Wirkung ↑; Zentraldämpfende Arzneimittel u. Alkohol: Sedierung ↑	Abhängigkeit, Myasthenie, Schlafapnoe In Anbetracht des Abhängigkeitsrisikos sollen Benzodiazepinderivate nicht länger als 3 Monate eingenommen werden. Das Präparat muss ausschleichend abgesetzt werden.
Sedierung, Konzentrationsminderung, Schwindel, Ataxie, anterograde Amnesie; Entzugssyndrome (Latenz)	Cimetidin: Lorazepam-Wirkung ↑; Clozapin: Atemdepression; Muskelrelaxantien: muskelrelaxierende Wirkung ↑; Omeprazol: Lorazepam-Wirkung ↑; ZNS-dämpfende Arzneimittel u. Alkohol: Sedierung ↑	Abhängigkeit, Myasthenie, Schlafapnoe In Anbetracht des Abhängigkeitsrisikos sollen Benzodiazepinderivate nicht länger als 3 Monate eingenommen werden. Das Präparat muss ausschleichend abgesetzt werden.
Sedierung, Konzentrationsminderung, Schwindel, Ataxie, anterograde Amnesie; Entzugssyndrome (Latenz)	Cimetidin: Lormetazepam-Wirkung ↑; Muskelrelaxantien: muskelrelaxierende Wirkung ↑; Omeprazol: Lormetazepam-Wirkung ↑; ZNS-dämpfende Arzneimittel u. Alkohol: Sedierung ↑	Abhängigkeit, Myasthenie, Schlafapnoe In Anbetracht des Abhängigkeitsrisikos sollen Benzodiazepinderivate nicht länger als 3 Monate eingenommen werden. Das Präparat muss ausschleichend abgesetzt werden.

INN Freiname	Substanzcharakteristik	Dosierung incl. Halbwertszeit
Handelsnamen (A, CH, D) [nur Monopräparate]	1) Stoffgruppe 2) Pharmakologie 3) Indikationen 4) Hinweise/Wirkprofil	1) übliche Tagesdosis in mg (für Erwachsene) 2) spezielle Dosierungen (Alter, eingeschränkte Nieren- bzw. Leberfunktion) 3) Eliminationshalbwertszeit 4) Äquivalenzdosis

Maprotilin
Ludiomil®
(A, CH, D)
Deprilept® (D)
Maprolu® (A, D)

1) Tetrazyklisches/modifi-
   ziertes trizyklisches Antidepressivum
2) Relativ selektive nor-
   adrenerge Wirkung
3) Depressionen, Angst-
   syndrome
4) Von manchen bei „larvier-
   ter" Depression eingesetzt

1) ambulant: 50–150,
   stationär: 100–225,
   parenteral: 50–150
2) Alter: Dosisreduktion um
   ca. 50%
3) 27–48
4) –

Medazepam
Rudotel® (D)
Rusedal® (D)
Nobrium® (CH)

1) Tranquilizer
2) 1,4-Benzodiazepinderivat,
   BZD-Rezeptoragonist mit
   lang wirksamen aktiven
   Metaboliten, GABAerg
3) Spannungs-, Erregungs-
   u. Angstzustände

1) 10–30, bis max. 60
2) Alter, Niere, Leber: Dosisreduktion
3) Metabolit 50–80 h
4) 20 mg Medazepam
   ≅ 10 mg Diazepam

Melperon
Eunerpan® (D)
Harmosin® (D)
Libernal® (D)
Melneurin® (D)
Buronil® (A)
Neuril® (A)
u.a.

1) Neuroleptikum
2) Butyrophenonderivat
3) Psychomotorische Un-
   ruhe, Erregungszustände,
   Schlafstörungen
4) Schwach potent

1) 25–200, stationär bis
   max. 375
2) –
3) 6–8 h
4) 300 mg Melperon ≅
   5 mg Haloperidol

Häufigste und typische Nebenwirkungen	Wichtige Interaktionen ↑ = Effekt wird ausgelöst, verstärkt oder erhöht ↓ = Effekt wird unterdrückt, vermindert oder gesenkt	Kontraindikationen, Warnhinweise
Mundtrockenheit, Schwitzen, Obstipation, Miktions- u. Akkommodationsstörungen, Delirien, Hypotonie; Gewichtszunahme, in hohen Dosen zerebrale Krampfanfälle	Anticholinergika: anticholinerge Effekte ↑; Antikoagulantien: gerinnungshemmende Wirkung ↑; MAOH: kontraindiziert! (Blutdruckschwankungen, Serotoninsyndrom); Arzneimittel, die die QTc-Zeit verlängern: QTc-Zeit ↑; SSRI: Maprotilinspiegel ↑; Sympathomimetika: Blutdruck ↑	Intoxikationen mit zentraldämpfenden Substanzen, Delirien, AV-Block II, III. Grades, Engwinkelglaukom, Pylorusstenose, Ileus, akute Harnverhaltung, Prostatahypertrophie mit Restharnbildung
Sedierung, Konzentrationsminderung, Schwindel, Ataxie, anterograde Amnesie; Entzugssyndrome (Latenz)	Cimetidin: Medazepam-Wirkung ↑; Muskelrelaxantien: muskelrelaxierende Wirkung ↑; Omeprazol: Medazepam-Wirkung ↑; ZNS-dämpfende Arzneimittel u. Alkohol: Sedierung ↑	Abhängigkeit, Myasthenie, Schlafapnoe In Anbetracht des Abhängigkeitsrisikos sollen Benzodiazepinderivate nicht länger als 3 Monate eingenommen werden. Das Präparat muss ausschleichend abgesetzt werden.
Müdigkeit, gastrointestinale Störungen, Hypotonie	Tee, Kaffee: Wirkungsverlust; Antihypertonika: Blutdrucksenkung ↑; Dopaminagonisten (z.B. Parkinsonmittel): gegenseitige Wirkungsminderung; Dopaminantagonisten (z.B. Metoclopramid): EPMS ↑; Lithium: evtl. Neurotoxizität ↑; ZNS-dämpfende Arzneimittel u. Alkohol: Sedierung ↑	Intoxikation mit zentral dämpfenden Pharmaka u. Alkohol, Störung des hämatopoetischen Systems

INN Freiname Handelsnamen (A, CH, D) [nur Monopräparate]	Substanzcharakteristik 1) Stoffgruppe 2) Pharmakologie 3) Indikationen 4) Hinweise/Wirkprofil	Dosierung incl. Halbwertszeit 1) übliche Tagesdosis in mg (für Erwachsene) 2) spezielle Dosierungen (Alter, eingeschränkte Nieren- bzw. Leberfunktion) 3) Eliminationshalbwertszeit 4) Äquivalenzdosis
Memantin Axura® (D) Ebixa® (D)	1) Antidementivum 2) Adamantanderivat, NMDA- Rezeptorantagonist 3) (auch bei schweren) Demenzen	1) 20, Aufdosierung über 4 Wochen 2) Niere: 10 3) 60–100 h 4) –
Mephenytoin Epilan-Gerot® (A)	1) Antiepileptikum 2) Hydantoinderivat 3) Substanz der ferneren Wahl bei tonisch-kloni- schen, fokalen und psy- chomotorischen Anfällen	1) 300, max. 500, wochen- weise Aufdosierung 2) Niere: Dosisreduktion 3) 7–17,5 h 4) –
Mesuximid Petinutin® (A, CH, D)	1) Antiepileptikum 2) Succinimidderivat 3) Substanz der 2. Wahl, insbesondere bei thera- pieresistenten Pétit mal- Epilepsien (Lennox- Gastaut-Syndrom)	1) 700–1200 2) Leber, Niere: Dosisreduk- tion 3) 1,4–2,6 h, Metabolit 28–38 h 4) –

Häufigste und typische Nebenwirkungen	Wichtige Interaktionen ↑ = Effekt wird ausgelöst, verstärkt oder erhöht ↓ = Effekt wird unterdrückt, vermindert oder gesenkt	Kontraindikationen, Warnhinweise
Schwindel, Unruhe, Schlafstörungen	Amantadin: ZNS-NW ↑; Anticholinergika: Anticholinergika-Wirkung ↑; Dextromethorphan: ZNS-NW ↑; L-Dopa: L-Dopa-Wirkung ↑; Dopaminagonisten: dopaminerge Wirkung ↑; Hydrochlorothiazid: Ausscheidung von HCT ↓; Ketamin: ZNS-NW ↑; Neuroleptika: Neuroleptika-Wirkung ↓	Schwere Nierenfunktionsstörungen, Epilepsie
Gingivahyperplasie	Phenytoin (Mephenytoin) ist ein potenter Induktor des Cytochromsystems und führt deshalb bei vielen anderen Arzneimitteln zu einer Verminderung der Serumkonzentrationen. Gleichzeitig findet auch relativ häufig eine Inhibition des Phenytoinabbaus durch andere Medikamente statt	AV-Block II. u. III. Grades, Leukopenie, Leberinsuffizienz; Stillzeit
Übelkeit, Singultus, Exantheme	Phenobarbital: Phenobarbitalspiegel ↑; Phenytoin: Phenytoinspiegel ↑; ZNS-dämpfende Arzneimittel u. Alkohol: Sedierung ↑	Porphyrie, schwere hämatologische Erkrankungen

INN Freiname Handelsnamen (A, CH, D) [nur Monopräparate]	Substanzcharakteristik 1) Stoffgruppe 2) Pharmakologie 3) Indikationen 4) Hinweise/Wirkprofil	Dosierung incl. Halbwertszeit 1) übliche Tagesdosis in mg (für Erwachsene) 2) spezielle Dosierungen (Alter, eingeschränkte Nieren- bzw. Leberfunktion) 3) Eliminationshalbwertszeit 4) Äquivalenzdosis
Methylphenidat Ritalin® (A, CH, D) Concerta® (D) Equasym® (D) Medikinet® (D)	1) Psychostimulans, Psycho-analeptikum 2) Piperidinderivat; dopa-minerg und noradrenerg 3) Hyperkinetische Syn-drome im Kindes- und Jugendalter (ADHS); Narkolepsie 4) Btm!	1) 15–45 (ADHS), 20–30 (Narkolepsie), max. 60, jeweils in 2–3 Einzeldosen; alternativ Retardform: 18–54 einmal täglich morgens 2) – 3) 2–4 h (12 h für Retard-form) 4) –
Metixen Tremarit® (D)	1) Parkinsonmittel 2) Thioxanthenderivat, Anti-cholinergikum mit vorwie-gend zentraler Wirkung 3) Tremor; Einsatz auch bei medikamentös bedingten extrapyramidal-motori-schen Störungen mit Aus-nahme von Spätdyskine-sien	1) 15–30, max. 45 2) Alter: Dosisreduktion 3) ca. 14 h 4) –
Mianserin Tolvin® (D) Prisma® (D) Tolvon® (A, CH) Hopacem® (D) Mianeurin® (D) Miabene® (A)	1) Tetrazyklisches Anti-depressivum 2) Präsynaptische Alpha-rezeptor-, postsynaptische Serotoninrezeptor-blockie-rende Wirkung 3) Depressionen 4) Sedierende Wirkeigen-schaften	1) ambulant: 30–90, stationär bis 180 2) Alter, Niere, Leber: Dosis-reduktion 3) 17 h 4) –

Häufigste und typische Nebenwirkungen	Wichtige Interaktionen ↑ = Effekt wird ausgelöst, verstärkt oder erhöht ↓ = Effekt wird unterdrückt, vermindert oder gesenkt	Kontraindikationen, Warnhinweise
Kopfschmerzen, Dysphorie, Angst, Übelkeit, Inappetenz, Schlafstörungen, Tachykardie, Tremor, psychotische Störungen	Antacida: Methylphenidat-Resorption ↓; Antidepressiva: AD-Spiegel ↑; Antiepileptika: Antiepileptikaspiegel ↑; Antikoagulantien: gerinnungshemmende Wirkung ↑; Neuroleptika: Neuroleptikaspiegel ↑; MAOH, irreversibel, nicht-selektiv: adrenerge Krisen	Schwere Hypertonie, Hyperthyreose, Magersucht, Tic-Störungen, Psychosen
Obstipation, Appetitminderung, Mundtrockenheit, Akkommodationsstörungen, Hypotonie; Abususrisiko	Anticholinergika (z.B. Antihistaminika, Parkinsonmittel, Psychopharmaka): anticholinerge Wirkung ↑; Chinidin: kardiale NW ↑; Metoclopramid: Metoclopramid-Wirkung ↓; Pethidin: ZNS-NW ↑	Engwinkelglaukom, Blasenentleerungsstörungen mit Restharnbildung, Stenosen im Magen-Darm-Kanal, Angina pectoris; Demenz; Schwangerschaft, Stillzeit
Sedierung, Ödeme, Gewichtszunahme; wöchentliche Kontrollen des weißen Blutbildes erforderlich! (Cave Leukopenien und Agranulozytosen)	Antikoagulantien: gerinnungshemmende Wirkung ↑; (potentiell) blutbildschädigende Substanzen (z.B. Clozapin, Cabamazepin): Blutbildstörungen ↑; Carbamazepin: Mianserinspiegel ↓; Phenytoin: Mianserinspiegel ↓	Akute Intoxikationen, Blutbildstörungen

INN Freiname / Handelsnamen (A, CH, D) [nur Monopräparate]	Substanzcharakteristik 1) Stoffgruppe 2) Pharmakologie 3) Indikationen 4) Hinweise/Wirkprofil	Dosierung incl. Halbwertszeit 1) übliche Tagesdosis in mg (für Erwachsene) 2) spezielle Dosierungen (Alter, eingeschränkte Nieren- bzw. Leberfunktion) 3) Eliminationshalbwertszeit 4) Äquivalenzdosis
Midazolam Dormicum® (A, CH, D)	1) Kurzhypnotikum 2) Benzodiazepinderivat, BZD-Rezeptoragonist, GABAerg 3) Prämedikation bei chirur- gischen und diagnosti- schen Eingriffen bzw. zur Narkoseeinleitung u. -aufrechterhaltung	1) 7,5–15 (oral zur Prämedi- kation) 2) Alter, Leber: 7,5 3) 1,5–2,5 h (oral) 4) –
Milnacipran Dalcipran® (A) Ixel® (A, CH)	1) Antidepressivum 2) Selektiver Serotonin- Noradrenalin-Wieder- aufnahmehemmer (SNRI) 3) Depressionen	1) 100 2) Niere: 25–50 3) 5–6 h 4) –

Häufigste und typische Nebenwirkungen	Wichtige Interaktionen ↑ = Effekt wird ausgelöst, verstärkt oder erhöht ↓ = Effekt wird unterdrückt, vermindert oder gesenkt	Kontraindikationen, Warnhinweise
Sedierung, Konzentrationsminderung, Schwindel, Ataxie, anterograde Amnesie; Entzugssyndrome (Latenz)	Azol-Antimykotika (z.B. Ketoconazol): Midazolamspiegel ↑; Calciumantagonisten: Midazolamspiegel ↑; Carbamazepin: Midazolamspiegel ↓; Makrolidanibiotika (z.B. Erythromycin): Midazolamspiegel ↑; Phenytoin: Midazolamspiegel ↓; Rifampicin: Midazolamspiegel ↓	Abhängigkeit, Myasthenie, Schlafapnoe
Dysurie (Männer), Schwitzen, Schwindel, Nervosität	Adrenalin, Noradrenalin: hypertone Krisen; Clonidin: antihypertensive Wirkung ↓; Digitalis: Wirkungen und NW ↑; Lithium: serotonerge Effekte ↑; MAOH (Tranylcypromin, Selegilin): kontraindiziert; MAOH (Moclobemid): serotonerge Effekte ↑; Sumatriptan und andere Triptane: serotonerge Effekte ↑, kontraindiziert; Sympathomimetika: hypertone Krisen	< 15 Jahre

INN Freiname Handelsnamen (A, CH, D) [nur Monopräparate]	Substanzcharakteristik 1) Stoffgruppe 2) Pharmakologie 3) Indikationen 4) Hinweise/Wirkprofil	Dosierung incl. Halbwertszeit 1) übliche Tagesdosis in mg (für Erwachsene) 2) spezielle Dosierungen (Alter, eingeschränkte Nieren- bzw. Leberfunktion) 3) Eliminationshalbwertszeit 4) Äquivalenzdosis
Mirtazapin Remergil ® (D) Remeron® (A, CH)	1) Tetrazyklisches Anti- depressivum 2) Noradrenerges und spezi- fisch serotonerges Anti- depressivum (NaSSA). Erhöht über die Bindung an präsynaptische Auto- rezeptoren die Freiset- zung von Noradrenalin und Serotonin, gleich- zeitig werden post- synaptisch 5-HT2- und 5-HT3-Rezeptoren blockiert 3) Depressionen 4) Sedierendes Wirkprofil	1) 15–45 (vorzugsweise abends); parenteral (Tropf- infusion): 6–21 in 500 ml 5% Glukoselösung 2) – 3) 17–20 4) –
Moclobemid Aurorix® (A, CH, D) Deprenorm® (D) Moclix® (D) Moclobeta® (D) Moclodura® (D) Moclonorm® (D) Rimoc® (D) Aurobemid ® (A) Moclo A® (CH)	1) Antidepressivum 2) Reversibler MAO-A- Hemmer (RIMA); Benzamidderivat 3) Depressionen, soziale Phobie 4) Leicht aktivierende Wir- kung	1) ambulant: 150–450, stationär: 300–900 2) Leber: Dosisreduktion um ca. 50% 3) 1–4 h 4) –
Modafinil Vigil® (D) Modasomil® (A, CH)	1) Psychostimulans, Narko- lepsiemittel 2) Nicht-amfetaminartiges Psychoanaleptikum, sti- muliert Glutaminsynthese und Serotonin-Übertra- gung, hemmt GABA- Freisetzung 3) Narkolepsie	1) 200–400, bevorzugt mor- gens 2) Niere, Leber: Dosisreduk- tion um ca. 50% 3) 10–12 h 4) –

Häufigste und typische Nebenwirkungen	Wichtige Interaktionen ↑ = Effekt wird ausgelöst, verstärkt oder erhöht ↓ = Effekt wird unterdrückt, vermindert oder gesenkt	Kontraindikationen, Warnhinweise
Müdigkeit, Schwindel, Ödeme, Gewichtszunahme	Benzodiazepine: Sedierung ↑; Carbamazepin: Mirtazapinspiegel ↓; Cimetidin: Mirtazapinspiegel ↑; MAOH: keine gleichzeitige Gabe oder innerhalb 2 Wochen nach MAOH; Phenytoin: Mirtazapinspiegel ↓; Rifampicin: Mirtazapinspiegel ↓	Epilepsie; MAOH
Schlafstörungen, Schwindel, Übelkeit; keine Gabe nach 16.00 Uhr; im Gegensatz zu den älteren MAO-Hemmern sind keine Diätrestriktionen zu beachten	Antidepressiva, serotonerge: serotonerge Effekte ↑; Clomipramin: kontraindiziert; Cimetidin: Moclobemidspiegel ↑; Dextromethorphan: ZNS-NW ↑; MAOH (Tranylcypromin, Selegilin): kontraindiziert; Pethidin: Kombination nicht empfohlen	Kombination mit Pethidin, Selegilin, Tranylcypromin und Clomipramin
Kopfschmerzen, Nervosität	Kontrazeptiva: Kontrazeptivawirkung ↓; Prazosin: kontraindiziert	Abhängigkeitsanamnese; Schwangerschaft, Stillzeit

INN Freiname Handelsnamen (A, CH, D) [nur Monopräparate]	Substanzcharakteristik 1) Stoffgruppe 2) Pharmakologie 3) Indikationen 4) Hinweise/Wirkprofil	Dosierung incl. Halbwertszeit 1) übliche Tagesdosis in mg (für Erwachsene) 2) spezielle Dosierungen (Alter, eingeschränkte Nieren- bzw. Leberfunktion) 3) Eliminationshalbwertszeit 4) Äquivalenzdosis
Moperon Luvatren® (CH)	1) Neuroleptikum 2) Butyrophenonderivat 3) Schizophrene Psychosen 4) Stark antipsychotisch	1) 15–40 2) – 3) ca. 5 h 4) –
Naltrexon Nemexin® (A, CH, D) Revia® (A)	1) Entwöhnungsmittel 2) Opiat-Antagonist 3) Entwöhnungsbehand- lung von Opiat-Abhängi- gen nach Entgiftung 4) Rückfallprophylaxe Alko- holabhängigkeit (USA)	1) 50 2) Alter: kontraindiziert, schwere Leberschäden: kontraindiziert 3) 4 h, Metabolit 13 h 4) –
Nicergolin Sermion® (A, CH, D) Circo-Maren® (D) ergobel® (D) Nicerium® (D) Ergotop® (A)	1) Antidementivum, Vaso- dilatator 2) Ergolinderivat; halbsyn- thetisches Mutterkorn- alkaloid; Alpha-Sympa- tholytikum 3) Dementielle Syndrome	1) 30–60 2) Niere: Dosisreduktion 3) ca. 7 h 4) –

Häufigste und typische Nebenwirkungen	Wichtige Interaktionen ↑ = Effekt wird ausgelöst, verstärkt oder erhöht ↓ = Effekt wird unterdrückt, vermindert oder gesenkt	Kontraindikationen, Warnhinweise
EPMS	Tee, Kaffee: Wirkungsverlust; Anticholinergika (z.B. Parkinsonmittel, TZA): anticholinerge Wirkung ↑; Antihypertonika: RR ↓; Dopaminagonisten (z.B. Parkinsonmittel): gegenseitige Wirkungsminderung; Dopaminantagonisten (z.B. Metoclopramid): EPMS ↑; Lithium: evtl. Neurotoxizität ↑; ZNS-dämpfende Arzneimittel u. Alkohol: Sedierung ↑	Intoxikationen mit ZNS-dämpfenden Pharmaka
Übelkeit, Leberenzymerhöhung; Entzugssyndrom bei noch intoxikierten Opioidabhängigen	Opioidhaltige Arzneimittel (auch Hustenmittel, Antidiarrhoika): Opioidwirkung ↓	Opiatintoxikation, schwere Lebererkrankungen; Schwangerschaft, Stillzeit
Hautrötungen, Müdigkeit, Blutdruckabfall	Antihypertonika: Antihypertensive Wirkung ↓; Antikoagulantien und Thrombozytenaggregationshemmer: gerinnungshemmende Wirkung ↑	Akute Blutungen, Hypotonie, Bradykardie

INN Freiname Handelsnamen (A, CH, D) [nur Monopräparate]	Substanzcharakteristik 1) Stoffgruppe 2) Pharmakologie 3) Indikationen 4) Hinweise/Wirkprofil	Dosierung incl. Halbwertszeit 1) übliche Tagesdosis in mg (für Erwachsene) 2) spezielle Dosierungen (Alter, eingeschränkte Nieren- bzw. Leberfunktion) 3) Eliminationshalbwertszeit 4) Äquivalenzdosis
Nimodipin Nimotop® (A, CH, D)	1) Calciumantagonist, Anti-dementivum 2) 1,4-Dihydropyridin 3) Hirnorganische Psycho-syndrome; Subarachnoi-dalblutung	1) 90 2) Niere: Dosisreduktion 3) 1–2 h 4) –
Nitrazepam Mogadan® (D) Mogadon® (CH) Dormalon® (D) Dormo-Puren® (D) Eatan® N (D) imeson® (CH, D) Novanox® (D) Radedorm® (D)	1) Hypnotikum, Antiepilep-tikum 2) 1,4-Benzodiazepinderivat, BZD-Rezeptoragonist, GABAerg; langwirksam 3) Schlafstörungen; West-Syndrom (BNS-Krämpfe)	1) 2,5–5, max. 10 2) Alter: 2,5 max.; Leber: Dosisreduktion 3) 18–30 h 4) 5 mg ≅ 10 mg Diazepam
Nordazepam (Desmethyl-diazepam) Tranxilium N® (D) Vegesan® (CH) Stilny® (A)	1) Tranquilizer 2) 1,4-Benzodiazepinderivat, BZD-Rezeptoragonist, GABAerg; zentraler aktiver Metabolit vieler Benzodia-zepine; lange Halbwerts-zeit 3) Angst-, Spannungs- u. Erregungszustände, Schlafstörungen	1) 2,5–6,25, max. 15 2) Alter, Niere, Leber: Dosis-reduktion 3) 50–90 h 4) 13 mg ≅ 10 mg Diazepam

Häufigste und typische Nebenwirkungen	Wichtige Interaktionen ↑ = Effekt wird ausgelöst, verstärkt oder erhöht ↓ = Effekt wird unterdrückt, vermindert oder gesenkt	Kontraindikationen, Warnhinweise
Blutdrucksenkung, Schwindel, Übelkeit	Antihypertonika: RR ↓; Cimetidin: Nimodipin-spiegel ↑; Carbamazepin: Nimodipin-spiegel ↓; Fluoxetin: Nimodipin-spiegel ↑; Phenytoin: Nimodipin-spiegel ↓; Rifampicin: Nimodipin-spiegel ↓; Valproinsäure: Nimodipin-spiegel ↑; Zidovudin: Nimodipin-spiegel ↑	Schwere Lebererkrankungen; Kombination mit Carbamazepin, Phenytoin, Phenobarbital; Schwangerschaft
Sedierung, Konzentrationsminderung, Schwindel, Ataxie, anterograde Amnesie; Entzugssyndrome (Latenz)	Antimykotika vom Azoltyp, Fluvoxamin, Makrolidantibiotika (z.B. Erythromycin): Nitrazepamwirkung ↑; Cimetidin: Nitrazepam-Wirkung ↑; Muskelrelaxantien: muskelrelaxierende Wirkung ↑; Omeprazol: Nitrazepam-Wirkung ↑; ZNS-dämpfende Arzneimittel u. Alkohol: Sedierung ↑	Abhängigkeit, Myasthenie, Schlafapnoe In Anbetracht des Abhängigkeitsrisikos sollen Benzodiazepinderivate nicht länger als 3 Monate eingenommen werden. Das Präparat muss ausschleichend abgesetzt werden.
Sedierung, Konzentrationsminderung, Schwindel, Ataxie, anterograde Amnesie; Entzugssyndrome (Latenz)	Cimetidin: Nordazepam-Wirkung ↑; Muskelrelaxantien: muskelrelaxierende Wirkung ↑; Omeprazol: Nordazepam-Wirkung ↑; ZNS-dämpfende Arzneimittel u. Alkohol: Sedierung ↑	Abhängigkeit, Myasthenie, Schlafapnoe In Anbetracht des Abhängigkeitsrisikos sollen Benzodiazepinderivate nicht länger als 3 Monate eingenommen werden. Das Präparat muss ausschleichend abgesetzt werden.

INN Freiname Handelsnamen (A, CH, D) [nur Monopräparate]	Substanzcharakteristik 1) Stoffgruppe 2) Pharmakologie 3) Indikationen 4) Hinweise/Wirkprofil	Dosierung incl. Halbwertszeit 1) übliche Tagesdosis in mg (für Erwachsene) 2) spezielle Dosierungen (Alter, eingeschränkte Nieren- bzw. Leberfunktion) 3) Eliminationshalbwertszeit 4) Äquivalenzdosis
Nortriptylin Nortrilen® (A, CH, D)	1) Trizyklisches Antidepressivum 2) Dibenzocycloheptenderivat, überwiegend noradrenerg; aktiver Metabolit des Amitriptylins 3) Depressionen 4) Leicht antriebssteigernd, günstig auch bei Altersdepressionen	1) ambulant: 75–150, stationär: 100–225 2) Alter: Dosisreduktion 3) 26 h 4) – „Therapeutische Plasmaspiegel": 50–150 ng/ml
Olanzapin Zyprexa® (A, CH, D)	1) Atypisches Neuroleptikum/Antipsychotikum 2) Thienobenzodiazepinderivat 3) Schizophrene u. schizoaffektive Psychosen, Manie 4) Wirksamkeit auch bei Minussymptomatik Auch als schnelllösliche Form (Velotab)	1) 5–20 2) Alter, Niere, Leber: niedrigere Anfangsdosis 3) ca. 30–40 h 4) 10 mg Olanzapin ≅ 5 mg Haloperidol
Opipramol Insidon® (A, CH, D)	1) Trizyklischer Tranquilizer 2) Dibenzazepinderivat; indirekt dopaminerge und antihistaminerge Wirkungen 3) Angst- u. Spannungszustände, funktionelle Störungen (Somatisierungsstörungen)	1) 50–300 2) Niere: Dosisreduktion 3) 6–9 h 4) –

Häufigste und typische Nebenwirkungen	Wichtige Interaktionen ↑ = Effekt wird ausgelöst, verstärkt oder erhöht ↓ = Effekt wird unterdrückt, vermindert oder gesenkt	Kontraindikationen, Warnhinweise
Mundtrockenheit, Schwitzen, Obstipation, Miktions- u. Akkommodationsstörungen, Delirien, Hypotonie (geringer als bei anderen Trizyklika)	Anticholinergika: anticholinerge Effekte ↑; Antikoagulantien: gerinnungshemmende Wirkung ↑; MAO-Hemmer: Blutdruckschwankungen, Serotoninsyndrom; Arzneimittel, die die QTc-Zeit verlängern: QTc-Zeit ↑; SSRI: Nortriptylinspiegel ↑; Sympathomimetika: Blutdruck ↑	Intoxikationen mit zentraldämpfenden Substanzen, Delirien, AV-Block II, III. Grades, Engwinkelglaukom, Pylorusstenose, Ileus, akute Harnverhaltung, Prostatahypertrophie mit Restharnbildung
Gewichtszunahme, Schläfrigkeit, bei Älteren Gangstörung	Ciprofloxacin: Olanzapinspiegel ↑; Dopaminagonisten: gegenseitige Wirkungsabschwächung; Fluvoxamin: Olanzapinspiegel ↑; Ketoconazol: Olanzapinspiegel ↑	Engwinkelglaukom; Stillen
Müdigkeit, Mundtrockenheit	Anticholinergika: anticholinerge Effekte ↑; Fluoxetin: Opipramolspiegel ↑; MAOH: kontraindiziert; ZNS-dämpfende Arzneimittel u. Alkohol: Sedierung ↑	Engwinkelglaukom, Prostataadenom mit Restharnbildung

INN Freiname Handelsnamen (A, CH, D) [nur Monopräparate]	Substanzcharakteristik 1) Stoffgruppe 2) Pharmakologie 3) Indikationen 4) Hinweise/Wirkprofil	Dosierung incl. Halbwertszeit 1) übliche Tagesdosis in mg (für Erwachsene) 2) spezielle Dosierungen (Alter, eingeschränkte Nieren- bzw. Leberfunktion) 3) Eliminationshalbwertszeit 4) Äquivalenzdosis
Oxazepam Adumbran® (A, D) Azutranquil® (D) durazepam® (D) Meproxam® (D) Mirfudorm® (D) Praxiten® (A, D) Sigacalm® (D) Uskan® (CH, D) Anxiolit® (A, CH) Oxahexal® (A) Seresta® (CH) Serpax® (CH)	1) Tranquilizer 2) 1,4-Benzodiazepinderivat, BZD-Rezeptoragonist, GABAerg; rel. langsame Resorption (max. Blut- spiegel nach ca. 2–3 Std.); Endmetabolit des Abbaus zahlreicher Ben- zodiazepine 3) Angst- u. Spannungs- zustände	1) 20–30, bis max. 60 2) Alter: Dosisreduktion um ca. 50% 3) 5–15 h 4) 30 mg $\cong$ 10 mg Diazepam
Oxcarbazepin Trileptal ® (A, CH, D) Timox® (D)	1) Antiepileptikum 2) Derivat des Carbamaze- pin, Na-Kanalblocker 3) Fokale Anfälle	1) 600–2400 2) Niere: Dosisreduktion 3) ca. 1–2 h, Metabolit ca. 10 h 4) –
Paroxetin Seroxat® (A, D) Tagonis ® (D) Euplix ® (D) Oxet® (D) Paroxedura® (D) Parolich® (D Allenopar® (A) Ennos® (A) Glaxopar® (A) Paroglax® (A) Paroxat® (A, D) Deroxat® (CH)	1) Antidepressivum 2) Selektiver Serotonin- Wiederaufnahmehemmer (SSRI) 3) Depressive Erkrankun- gen, Zwangsstörungen, generalisierte Angststö- rung, Panikstörungen mit oder ohne Agoraphobie, soziale Phobie, posttrau- mat. Belastungsstörung	1) ambulant 20, stationär: bis max. 50; bevorzugt morgendliche Einmalgabe 2) Alter: max. 40; Niere, Leber: Dosisreduktion 3) 24 h 4) –

Häufigste und typische Nebenwirkungen	Wichtige Interaktionen ↑ = Effekt wird ausgelöst, verstärkt oder erhöht ↓ = Effekt wird unterdrückt, vermindert oder gesenkt	Kontraindikationen, Warnhinweise
Sedierung, Konzentrationsminderung, Schwindel, Ataxie, anterograde Amnesie; Entzugssyndrome (Latenz)	Cimetidin: Oxazepam-Wirkung ↑; Muskelrelaxantien: muskelrelaxierende Wirkung ↑; Omeprazol: Oxazepam-Wirkung ↑; ZNS-dämpfende Arzneimittel u. Alkohol: Sedierung ↑	Abhängigkeit, Myasthenie, Schlafapnoe In Anbetracht des Abhängigkeitsrisikos sollen Benzodiazepinderivate nicht länger als 3 Monate eingenommen werden. Das Präparat muss ausschleichend abgesetzt werden.
Hyponatriämie, Müdigkeit, Schwindel, Exanthem. Bei Älteren Verwirrtheitszustände	Carbamazepin: Oxcarbazepinspiegel ↓; Kontrazeptiva: Kontrazeptivaspiegel ↓; Lithium: Neurotoxizität ↑; MAOH: nicht empfohlen; Phenytoin: Phenytoinspiegel ↑	Hyponatriämie (< 125 absetzen!)
Übelkeit, Schlafstörung, Ejakulationsstörung	Antikoagulantien: blutgerinnungshemmende Wirkung ↑; TZA.: TZA-Spiegel ↑; CBZ: Paroxetinspiegel ↓; MAOH: Serotoninsyndrom, kontraindiziert! NL: Neuroleptikaspiegel ↑; Phenytoin: Paroxetinspiegel ↓; Tryptophan: Serotoninsyndrom, kontraindiziert!	Akute Intoxikationen mit Psychopharmaka u. Alkohol, schwere Leber- u. Nierenfunktionsstörungen; Kombination mit MAOH, Tryptophan u. serotonergen Pharmaka

INN Freiname Handelsnamen (A, CH, D) [nur Monopräparate]	Substanzcharakteristik 1) Stoffgruppe 2) Pharmakologie 3) Indikationen 4) Hinweise/Wirkprofil	Dosierung incl. Halbwertszeit 1) übliche Tagesdosis in mg (für Erwachsene) 2) spezielle Dosierungen (Alter, eingeschränkte Nieren- bzw. Leberfunktion) 3) Eliminationshalbwertszeit 4) Äquivalenzdosis
Pemolin Tradon® (D) Stimul® (CH)	1) Psychostimulans 2) Oxazolidinderivat; dopa- minerg u. noradrenerg 3) Hyperkinetisches Syn- drom, falls Methylphe- nidat u. Amphetamine wirkungslos 4) Verordnung nur durch Kinder- u. Jugend- psychiater	1) 20–80, bis max. 100 2) Leber: kontraindiziert 3) 10–12 h 4) –
Penfluridol Semap® (A, CH)	1) Neuroleptikum 2) Diphenylbutylpiperidin- derivat 3) Schizophrene Psychosen 4) Stark antipsychotisch, wenig sedierend Orales Depot-Neuroleptikum	1) 20–60, bis max. 100 einmal wöchentlich 2) – 3) ca. 5,5 Tage 4) –
Perazin Taxilan® (D)	1) Neuroleptikum 2) Phenothiazinderivat 3) Psychotische Syndrome, Manien, psychomotori- sche Erregungszustände 4) Mittelpotent	1) 50–300 ambulant, 200–600 stationär 2) Alter: Dosisreduktion um ca. 50% 3) 8–16 h 4) 200 mg Perazin $\cong$ 5 mg Haloperidol

Häufigste und typische Nebenwirkungen	Wichtige Interaktionen ↑ = Effekt wird ausgelöst, verstärkt oder erhöht ↓ = Effekt wird unterdrückt, vermindert oder gesenkt	Kontraindikationen, Warnhinweise
Mundtrockenheit, Unruhe, Hautausschläge, Tics, Tachykardie	TZA: kontraindiziert; Arzneimittel, die potentiell leberschädigend wirken: kontraindiziert; MAOH: adrenerge Krisen; Stimulanzien: kontraindiziert	Magersucht, Psychosen, Leberererkrankungen, Abhängigkeitsanamnese
EPMS	Tee, Kaffee: Wirkungsverlust; SSRI: Penfluridolspiegel ↑; Antihypertonika: RR ↓; Dopaminagonisten (z.B. Parkinsonmittel): gegenseitige Wirkungsminderung; Dopaminantagonisten (z.B. Metoclopramid): EPMS ↑; Lithium: evtl. Neurotoxizität ↑; ZNS-dämpfende Arzneimittel u. Alkohol: Sedierung ↑	Parkinson; Schwangerschaft, Stillzeit
Mundtrockenheit, Obstipation, Akkommodations- u. Miktionsstörungen, Anstieg der Leberenzyme	Tee, Kaffee: Wirkungsverlust; Anticholinergika (z.B. Parkinsonmittel, TZA): anticholinerge Wirkung ↑; SSRI: Perazinspiegel ↑; Antihypertonika: RR ↓; Dopaminagonisten (z.B. Parkinsonmittel): gegenseitige Wirkungsminderung; Dopaminantagonisten (z.B. Metoclopramid): EPMS ↑; Lithium: evtl. Neurotoxizität ↑; ZNS-dämpfende Arzneimittel u. Alkohol: Sedierung ↑	Akute Intoxikationen mit zentraldämpfenden Pharmaka u. Alkohol, Engwinkelglaukom, Pylorusstenose, Prostatahypertrophie, schwere Leber- u. Nierenfunktionsstörungen

INN
Freiname
 	
Handelsnamen
(A, CH, D)
[nur Monopräparate]
	Substanzcharakteristik
	1) Stoffgruppe
	2) Pharmakologie
	3) Indikationen
	4) Hinweise/Wirkprofil
		Dosierung incl. Halbwertszeit
		1) übliche Tagesdosis in mg
		  (für Erwachsene)
		2) spezielle Dosierungen
		  (Alter, eingeschränkte Nieren-
		  bzw. Leberfunktion)
		3) Eliminationshalbwertszeit
		4) Äquivalenzdosis

Pergolid
Parkotil® (D)
Permax® (A, CH)
	1) Parkinsonmittel
	2) Ergolinderivat (Mutter-
	  kornalkaloidderivat);
	  Dopaminagonist
	3) Parkinson-Erkrankung
		1) Monotherapie: 2–3,
		  Kombitherapie: ca. 3;
		  langsame Aufdosierung
		  über mehrere Wochen
		2) –
		3) 7–16 h
		4) –

Periciazin
Neuleptil® (CH)
	1) Neuroleptikum
	2) Phenothiazinderivat mit
	  Piperidylalkylseitenkette
	3) Psychotische Syndrome,
	  psychomotorische Er-
	  regungszustände
	4) Mittelstark antipsycho-
	  tisch, sedierend
		1) 10–60 ambulant,
		  100–200 stationär
		2) Alter, Niere, Leber: Dosis-
		  reduktion
		3) ca. 7 h
		4) –

Perphenazin
Decentan® (A, D)
Trilafon® (CH)
	1) Neuroleptikum
	2) Phenothiazinderivat, D2-
	  Rezeptorantagonist
	3) Psychotische Syndrome/
	  schizophrene Psychosen;
	  Erbrechen
	4) Hoch potent
		1) 8–32 ambulant,
		  stationär bis 64
		2) Alter: Dosisreduktion
		3) 8–12 h
		4) 32 mg Perphenazin $\cong$ 5 mg
		  Haloperidol

Häufigste und typische Nebenwirkungen	Wichtige Interaktionen ↑ = Effekt wird ausgelöst, verstärkt oder erhöht ↓ = Effekt wird unterdrückt, vermindert oder gesenkt	Kontraindikationen, Warnhinweise
Übelkeit, Schwindel, Unruhe, Dyskinesien	Antihypertonika: blutdrucksenkende Wirkung ↑; Antikoagulantien: gerinnungshemmende Wirkung ↑; Digitoxin: NW ↑; Dopaminantagonisten (z.B. Neuroleptika): gegenseitige Wirkungsminderung	Psychosen; Schwangerschaft
Mundtrockenheit, Obstipation, Akkommodations- u. Miktionsstörungen, Anstieg der Leberenzyme	Tee, Kaffee: Wirkungsverlust; Anticholinergika (z.B. Parkinsonmittel, TZA): anticholinerge Wirkung ↑; SSRI: Periciazinspiegel ↑; Antihypertonika: RR ↓; Dopaminagonisten (z.B. Parkinsonmittel): gegenseitige Wirkungsminderung; Dopaminantagonisten (z.B. Metoclopramid): EPMS ↑; Lithium: evtl. Neurotoxizität ↑; ZNS-dämpfende Arzneimittel u. Alkohol: Sedierung ↑	Akute Intoxikationen mit zentraldämpfenden Pharmaka u. Alkohol, Engwinkelglaukom, Pylorusstenose, Prostatahypertrophie, schwere Leber- u. Nierenfunktionsstörungen
EPMS; Mundtrockenheit, Obstipation, Akkommodations- u. Miktionsstörungen, Anstieg der Leberenzyme	Tee, Kaffee: Wirkungsverlust; Anticholinergika (z.B. Parkinsonmittel, TZA): anticholinerge Wirkung ↑; SSRI: Perphenazinspiegel ↑; Antihypertonika: RR ↓; Dopaminagonisten (z.B. Parkinsonmittel): gegenseitige Wirkungsminderung; Dopaminantagonisten (z.B. Metoclopramid): EPMS ↑; Lithium: evtl. Neurotoxizität ↑; ZNS-dämpfende Arzneimittel u. Alkohol: Sedierung ↑	Akute Intoxikationen mit zentraldämpfenden Pharmaka u. Alkohol, Engwinkelglaukom, Pylorusstenose, Prostatahypertrophie, schwere Leber- u. Nierenfunktionsstörungen

INN Freiname	Substanzcharakteristik	Dosierung incl. Halbwertszeit
Freiname	1) Stoffgruppe	1) übliche Tagesdosis in mg
	2) Pharmakologie	(für Erwachsene)
Handelsnamen	3) Indikationen	2) spezielle Dosierungen
(A, CH, D)	4) Hinweise/Wirkprofil	(Alter, eingeschränkte Nieren-
[nur Monopräparate]		bzw. Leberfunktion)
		3) Eliminationshalbwertszeit
		4) Äquivalenzdosis

Perphenazinenantat Decentan® Depot (D)	1) Depot-Neuroleptikum 2) Phenothiazinderivat mit Piperazinalkylseitenkette, verestert mit Heptan- säure 3) Langzeitbehandlung schi- zophrener Psychosen	1) 50–200 i.m. alle 14 Tage 2) Alter: Dosisreduktion 3) ca. 7 Tage (nach einmaliger Applikation) 4) –
Phenobarbital Luminal® (CH, D) Luminaletten® (D) Aphenylbarbit® (CH)	1) Antiepileptikum 2) Barbitursäurederivat, GABAerg 3) Substanz der 2. Wahl bei fokalen, generalisierten tonisch-klonischen und myoklonischen Anfällen	1) 50–300 2) Niere, Leber: Dosisreduk- tion 3) 48–144 h 4) –
Phenytoin (Diphenylhydantoin) Epanutin® (A, CH, D) Phenhydan® (A, CH, D) Zentropil® (D) Epilan-D® (A) Pro-Epanutin® (A) Epilantin® (CH)	1) Antiepileptikum 2) Hydantoinderivat, Na-Kanalblocker 3) Substanz der 1. Wahl (neben Carbamazepin) bei partiellen Epilepsien (fokalen Anfällen) und diffusen bzw. Schlaf- Grand mal; i.v. bei Status epilepticus	1) 300 2) – 3) 20–60 h 4) –
Pimozid Orap® (A, CH, D)	1) Neuroleptikum 2) Diphenylbutylpiperidin- derivat 3) Psychosen mit Minus- symptomatik 4) Hoch potent, antriebs- steigernd	1) 2–8 ambulant, stationär bis 16 2) – 3) ca. 55 h 4) 6 mg Pimozid $\cong$ 5 mg Haloperidol

Häufigste und typische Nebenwirkungen	Wichtige Interaktionen ↑ = Effekt wird ausgelöst, verstärkt oder erhöht ↓ = Effekt wird unterdrückt, vermindert oder gesenkt	Kontraindikationen, Warnhinweise
EPMS; Mundtrockenheit, Obstipation, Akkommodations- u. Miktionsstörungen, Anstieg der Leberenzyme	siehe Perphenazin	Akute Intoxikationen mit zentraldämpfenden Pharmaka u. Alkohol, Engwinkelglaukom, Pylorusstenose, Prostatahypertrophie, schwere Leber- u. Nierenfunktionsstörungen
Müdigkeit, Verlangsamung, Nystagmus, Ataxie, Exanthem	Antikoagulantien: Antikoagulantienwirkung ↓; Kontrazeptiva: Kontrazeptivawirkung ↓; ZNS-dämpfende Arzneimittel u. Alkohol: Sedierung ↑	Porphyrie, akute Intoxikationen mit ZNS-dämpfenden Pharmaka u. Alkohol
Benommenheit, Virilisierung mit Hirsutismus, Sprachstörungen, Tremor, Ataxie, Nystagmus, Gingivahyperplasie, Leukopenie, allergisches Exanthem	Phenytoin ist ein potenter Induktor des Cytochromsystems und führt deshalb bei vielen anderen Arzneimitteln zu einer Verminderung der Serumkonzentrationen. Gleichzeitig findet auch relativ häufig eine Inhibition des Phenytoinabbaus durch andere Medikamente statt	Porphyrie, Leukopenie, AV-Block II. u. III. Grades
EPMS, Schlaflosigkeit	Antiarrhythmika: Risiko für QT-Zeitverlängerung ↑; TZA: Risiko für QT-Zeitverlängerung ↑; Phenothiazinderivate: Risiko für QT-Zeitverlängerung ↑; CYP-3A4-Hemmer (z.B. Azol-Antimykotika, Makrolid-Antibiotika): Risiko für QT-Zeitverlängerung ↑	Akute Intoxikationen mit zentraldämpfenden Pharmaka u. Alkohol, Engwinkelglaukom, Pylorusstenose, Prostatahypertrophie, schwere Leber- u. Nierenfunktionsstörungen

INN Freiname Handelsnamen (A, CH, D) [nur Monopräparate]	Substanzcharakteristik 1) Stoffgruppe 2) Pharmakologie 3) Indikationen 4) Hinweise/Wirkprofil	Dosierung incl. Halbwertszeit 1) übliche Tagesdosis in mg (für Erwachsene) 2) spezielle Dosierungen (Alter, eingeschränkte Nieren- bzw. Leberfunktion) 3) Eliminationshalbwertszeit 4) Äquivalenzdosis
Pipamperon Dipiperon® (CH, D)	1) Neuroleptikum 2) Butyrophenonderivat, schwach potent 3) Schlafstörungen, psy- chomotorische Unruhe, Dysphorie 4) Schwach potent	1) 60–120, bis max. 360 2) Alter: Dosisreduktion 3) ca. 3 –4 h 4) 400 mg Pipamperon $\cong$ 5 mg Haloperidol
Piracetam Nootrop® (D) Nootropil® (A, CH) Normabrain® (D) Avigilen® (D) Cerebroforte® (D) Cerepar N® (D) Cuxabrain® (D) Encetrop® (D) Piracebral® (D) Piracetrop® (D) Sinapsan® (D) Cerebryl® (A) Novocephal® (A) Pirabene® (A) Pirax® (CH)	1) Nootropikum, Anti- dementivum 2) Acetamidderivat; kom- plexe Wirkungen ins- besondere auf den Neurotransmitterumsatz und den zerebralen Ener- giestoffwechsel 3) Dementielle Syndrome, Folgezustände nach ischämischem Hirn- infarkt, postkommotio- nelle Syndrome, postanoxische Syndrome	1) 2,4 g–4,8 g 2) Niere: Dosisreduktion um ca. 50%, bei schwerer Niereninsuffizienz Dosis- reduktion auf $^1/_4$ bis $^1/_8$ der therapeutischen Dosis 3) ca. 5 h 4) –
Pramipexol Sifrol® (A, CH, D) Mirapexin ® (A)	1) Parkinsonmittel 2) Aminobenzathiazol; direkter Dopaminagonist: D3/D2-Rezeptoragonist 3) Parkinson-Syndrome	1) 0,375–1,5, max. 4,5 (bezogen auf die Salzform), langsame Dosissteigerung 2) Niere: Dosisreduktion in Abhängigkeit von der Kreatinin-Clearance 3) 8–12 h 4) –

Häufigste und typische Nebenwirkungen	Wichtige Interaktionen ↑ = Effekt wird ausgelöst, verstärkt oder erhöht ↓ = Effekt wird unterdrückt, vermindert oder gesenkt	Kontraindikationen, Warnhinweise
Müdigkeit	Tee, Kaffee: Wirkungsverlust; Antihypertonika: Blutdrucksenkung ↑; Dopaminagonisten (z.B. Parkinsonmittel): gegenseitige Wirkungsminderung; Dopaminantagonisten (z.B. Metoclopramid): EPMS ↑; Lithium: evtl. Neurotoxizität ↑; ZNS-dämpfende Arzneimittel u. Alkohol: Sedierung ↑	Akute Intoxikationen mit zentraldämpfenden Pharmaka u. Alkohol, Engwinkelglaukom, Pylorusstenose, Prostatahypertrophie, schwere Leber- u. Nierenfunktionsstörungen
Unruhe, Übelkeit	Antikoagulantien: Antikoagulantienwirkung ↑	Blutungen; Schwangerschaft
Übelkeit, Somnolenz, Halluzinationen	Amantadin: Pramipexolspiegel ↑; Cimetidin: Pramipexolspiegel ↑; Neuroleptika: gegenseitige Wirkungsabschwächung	Psychosen; schwere kardiovaskuläre Erkrankungen; Schwangerschaft, Stillzeit

INN Freiname	Substanzcharakteristik	Dosierung incl. Halbwertszeit
INN Freiname Handelsnamen (A, CH, D) [nur Monopräparate]	1) Stoffgruppe 2) Pharmakologie 3) Indikationen 4) Hinweise/Wirkprofil	1) übliche Tagesdosis in mg (für Erwachsene) 2) spezielle Dosierungen (Alter, eingeschränkte Nieren- bzw. Leberfunktion) 3) Eliminationshalbwertszeit 4) Äquivalenzdosis
Prazepam Demetrin® (A, CH, D) Mono Demetrin® (D)	1) Tranquilizer 2) 1,4-Benzodiazepin- derivat; BZD-Rezeptor- agonist, GABAerg; „Pro- Drug"; fast vollständiger Abbau zum Hauptmeta- boliten Nordazepam 3) Angst- u. Spannungs- zustände	1) 20–40, max. 60 2) Alter, Niere, Leber: Dosis- reduktion 3) Metabolit 50–90 h 4) 20 mg Prazepam ≅ 10 mg Diazepam
Pridinol Myoson® (D) Parks 12® (D)	1) Muskelrelaxans, Parkin- sonmittel 2) Tertiärer Alkohol mit basisch substituiertem Alkylrest; Anticholiner- gikum 3) Muskelspasmen, Tremor	1) 2–12 2) – 3) 4 h 4) –
Primidon Liskantin® (D) Mylepsinum® (D) Resimatil® (D) Cyral® (A) Mysoline® (A, CH)	1) Antiepileptikum 2) Barbitursäurederivat; wird zu Phenobarbital metabolisiert 3) Substanz der 2. Wahl bei fokalen, generalisierten tonisch-klonischen, toni- schen und myokloni- schen Anfällen	1) 750–1500, langsame Auf- dosierung 2) Alter, Leber: Dosisreduktion 3) 14–15 h, Metabolit 48–144 h 4) –
Procyclidin Osnervan® (D) Kemadrin® (A, CH)	1) Parkinsonmittel 2) Tertiärer Alkohol mit basisch substituiertem Alkylrest; Anticholiner- gikum mit vorwiegend zentraler Wirkung 3) Tremor	1) 10–30, max. 60 2) Alter: Dosisreduktion 3) 12 h 4) –

Häufigste und typische Nebenwirkungen	Wichtige Interaktionen ↑ = Effekt wird ausgelöst, verstärkt oder erhöht ↓ = Effekt wird unterdrückt, vermindert oder gesenkt	Kontraindikationen, Warnhinweise
Sedierung, Konzentrationsminderung, Schwindel, Ataxie, anterograde Amnesie; Entzugssyndrome (Latenz)	Cimetidin: Prazepam-Wirkung ↑; Muskelrelaxantien: muskelrelaxierende Wirkung ↑; Omeprazol: Prazepam-Wirkung ↑; ZNS-dämpfende Arzneimittel u. Alkohol: Sedierung ↑	Abhängigkeit, Myasthenie, Schlafapnoe In Anbetracht des Abhängigkeitsrisikos sollen Benzodiazepinderivate nicht länger als 3 Monate eingenommen werden. Das Präparat muss ausschleichend abgesetzt werden.
Obstipation, Appetitminderung, Mundtrockenheit, Akkommodationsstörungen, Hypotonie; Abhängigkeitsrisiko	Anticholinergika (z.B. Antihistaminika, Parkinsonmittel, Psychopharmaka): anticholinerge Wirkung ↑; Chinidin: kardiale NW ↑; Metoclopramid: Metoclopramid-Wirkung ↓	Engwinkelglaukom, Blasenentleerungsstörungen mit Restharnbildung, Stenosen im Magen-Darm-Kanal, Angina pectoris; Demenz; Stillzeit
Müdigkeit, Nystagmus, Ataxie, Exanthem, Übelkeit	Antikoagulantien: Antikoagulantienwirkung ↓; Kontrazeptiva: Kontrazeptivawirkung ↓; ZNS-dämpfende Arzneimittel u. Alkohol: Sedierung ↑	Porphyrie, akute Intoxikationen mit ZNS-dämpfenden Substanzen
Mundtrockenheit, Tachykardie	Anticholinergika (z.B. Antihistaminika, Parkinsonmittel, Psychopharmaka): anticholinerge Wirkung ↑; Chinidin: kardiale NW ↑; Metoclopramid: Metoclopramid-Wirkung ↓	Engwinkelglaukom, Blasenentleerungsstörung mit Restharnbildung, Tachyarrhythmie

INN Freiname	Substanzcharakteristik	Dosierung incl. Halbwertszeit
Handelsnamen (A, CH, D) [nur Monopräparate]	1) Stoffgruppe 2) Pharmakologie 3) Indikationen 4) Hinweise/Wirkprofil	1) übliche Tagesdosis in mg (für Erwachsene) 2) spezielle Dosierungen (Alter, eingeschränkte Nieren- bzw. Leberfunktion) 3) Eliminationshalbwertszeit 4) Äquivalenzdosis
Promazin Protactyl® (D) Sinophenin® (D) Prazine® (CH)	1) Neuroleptikum 2) Phenothiazinderivat; stark antihistaminerg und anti- emetisch 3) Psychomotorische Unruhe- und Erregungs- zustände, Schmerz- zustände, Erbrechen, Pruritus 4) Schwach potent	1) 50–400 ambulant, stationär bis 1000 2) Alter: Dosisreduktion 3) 20–25 h 4) 600 mg Promazin ≅ 5 mg Haloperidol
Promethazin Atosil® (D) Closin® (D) Eusedon mono® (D) Promethawern® (D) Proneurin® (D) Prothazin® (D) Phenergan® (CH)	1) Neuroleptikum 2) Phenothiazinderivat; stark antihistaminerg und anti- emetisch 3) Unruhe- und Erregungs- zustände, Erbrechen, allergische Reaktionen 4) Schwach potent	1) 50–400 ambulant, stationär bis max. 1000 2) Alter, Niere, Leber: Dosis- reduktion um ca. 50% 3) 8–15 4) 600 mg Promethazin ≅ 5 mg Haloperidol
Prothipendyl Dominal® (A, D)	1) Neuroleptikum 2) Azaphenothiazinderivat 3) Schlafstörungen, Unruhe- und Erregungszustände, Schmerzzustände, juckende Dermatosen 4) Schwach antipsychotisch	1) 40–240 2) – 3) 2,5 h 4) 350 mg Prothipendyl ≅ 5 mg Haloperidol

Häufigste und typische Nebenwirkungen	Wichtige Interaktionen ↑ = Effekt wird ausgelöst, verstärkt oder erhöht ↓ = Effekt wird unterdrückt, vermindert oder gesenkt	Kontraindikationen, Warnhinweise
Mundtrockenheit, Obstipation, Akkommodations- u. Miktionsstörungen, Anstieg der Leberenzyme	Tee, Kaffee: Wirkungsverlust; Anticholinergika (z.B. Parkinsonmittel, TZA): anticholinerge Wirkung ↑; SSRI: Promazinspiegel ↑; Antihypertonika: RR ↓; Dopaminagonisten (z.B. Parkinsonmittel): gegenseitige Wirkungsminderung; Dopaminantagonisten (z.B. Metoclopramid): EPMS ↑; Lithium: evtl. Neurotoxizität ↑; ZNS-dämpfende Arzneimittel u. Alkohol: Sedierung ↑	Akute Intoxikationen mit zentraldämpfenden Pharmaka u. Alkohol, Engwinkelglaukom, Pylorusstenose, Prostatahypertrophie, schwere Leber- u. Nierenfunktionsstörungen
Mundtrockenheit, Obstipation, Akkommodations- u. Miktionsstörungen, Anstieg der Leberenzyme	Tee, Kaffee: Wirkungsverlust; Anticholinergika (z.B. Parkinsonmittel, TZA): anticholinerge Wirkung ↑; SSRI: Promethazinspiegel ↑; Antihypertonika: RR ↓; Dopaminagonisten (z.B. Parkinsonmittel): gegenseitige Wirkungsminderung; Dopaminantagonisten (z.B. Metoclopramid): EPMS ↑; Lithium: evtl. Neurotoxizität ↑; ZNS-dämpfende Arzneimittel u. Alkohol: Sedierung ↑	Akute Intoxikationen mit zentraldämpfenden Pharmaka u. Alkohol, Engwinkelglaukom, Pylorusstenose, Prostatahypertrophie, schwere Leber- u. Nierenfunktionsstörungen
Mundtrockenheit, Obstipation, Akkommodations- u. Miktionsstörungen, Anstieg der Leberenzyme	Adrenalin: Adrenalinwirkung ↓; Dopaminagonisten (z.B. Parkinsonmittel): gegenseitige Wirkungsminderung; ZNS-dämpfende Arzneimittel u. Alkohol: Sedierung ↑	Akute Intoxikationen mit zentraldämpfenden Pharmaka u. Alkohol, Engwinkelglaukom, Pylorusstenose, Prostatahypertrophie, schwere Leber- u. Nierenfunktionsstörungen

INN Freiname Handelsnamen (A, CH, D) [nur Monopräparate]	Substanzcharakteristik 1) Stoffgruppe 2) Pharmakologie 3) Indikationen 4) Hinweise/Wirkprofil	Dosierung incl. Halbwertszeit 1) übliche Tagesdosis in mg (für Erwachsene) 2) spezielle Dosierungen (Alter, eingeschränkte Nieren- bzw. Leberfunktion) 3) Eliminationshalbwertszeit 4) Äquivalenzdosis
Pyritinol Encephabol® (A, D) Ardeyceryl® (D)	1) Antidementivum 2) Disulfitderivat; komplexe Aktivierung zerebraler Stoffwechselprozesse 3) Dementielle Syndrome, Folgezustände nach Schädel-Hirn-Trauma	1) 600 2) – 3) 2,5 h 4) –
Quetiapin Seroquel® (A, CH, D)	1) Atypisches Neurolepti- kum/Antipsychotikum 2) Dibenzothiazepinderivat; 5-HT2 u. D1-Rezeptor- blockade 3) Schizophrene Psychosen 4) Wirksamkeit auch bei Minussymptomatik	1) 300–750, einschleichende Dosierung 2) Alter, Leber: Dosisreduk- tion um ca. 50% 3) 7 h 4) 300 mg Quetiapin ≅ 5 mg Haloperidol
Reboxetin Edronax® (A, CH, D) Solvex® (D)	1) Antidepressivum 2) Selektiver Noradrenalin- Wiederaufnahmehemmer (NARI) 3) Depressionen 4) Deutlich aktivierendes Wirkprofil	1) 8–10, bis max 12 2) Alter, Niere, Leber: Dosis- reduktion um ca. 50% 3) 13 h 4) –
Risperidon Risperdal® (A, CH, D) Belivon® (A)	1) Atypisches Neurolepti- kum/Antipsychotikum 2) Benzisoxazolderivat; Dopamin- und Serotonin- antagonistischer Wirk- mechanismus 3) Schizophrene Psychosen, Aggressivität u. psycho- tische Symptome bei Demenz 4) Wirksamkeit auch bei Minussymptomatik Auch als schnell lösliche Form (Quicklet)	1) 2–6 einschleichend 2) Alter, Niere, Leber: max. 4 3) 3 h (aktiver Metabolit 24 h) 4) 3 mg Risperidon ≅ 5 mg Haloperidol

Häufigste und typische Nebenwirkungen	Wichtige Interaktionen ↑ = Effekt wird ausgelöst, verstärkt oder erhöht ↓ = Effekt wird unterdrückt, vermindert oder gesenkt	Kontraindikationen, Warnhinweise
Schlafstörungen, Hautausschläge, Übelkeit	Goldpräparate, Levamisol, Penicillamin, Sulfasalazin: Nebenwirkungen dieser Medikamente ↑	Schwere Leber- u. Nierenschäden, hämatopoetische Erkrankungen
Schläfrigkeit, Asthenie, Hypotonie, Hyperlipidämie	Carbamazepin: Quetiapinspiegel ↓; CYP 3A4-Inhibitoren (z.B. Ketoconazol): Quetiapinspiegel ↑; Phenytoin: Quetiapinspiegel ↓	Proteasehemmer, Azol-Antimykotika, Erythromycin
Schwitzen, Schlafstörungen, Mundtrockenheit, Miktionsstörungen	Ergotalkaloide: RR ↑; MAOH: vermeiden	Schwangerschaft, Stillzeit
Hypotonie, Schwindel, Rhinitis, Agitiertheit, EPMS in höheren Dosen	Carbamazepin: Risperidonspiegel ↓; Dopaminagonisten (z.B. Parkinsonmittel): gegenseitige Wirkungsminderung	Hyperprolaktinämie; Stillzeit

INN Freiname / Handelsnamen (A, CH, D) [nur Monopräparate]	Substanzcharakteristik 1) Stoffgruppe 2) Pharmakologie 3) Indikationen 4) Hinweise/Wirkprofil	Dosierung incl. Halbwertszeit 1) übliche Tagesdosis in mg (für Erwachsene) 2) spezielle Dosierungen (Alter, eingeschränkte Nieren- bzw. Leberfunktion) 3) Eliminationshalbwertszeit 4) Äquivalenzdosis
Risperidon **Microspheres** Risperdal Consta® (A, CH, D)	1) Atypisches Depot-Neuro-leptikum 2) Benzisoxazolderivat, Dopamin- u. Serotonin-antagonistischer Wirk-mechanismus 3) Chronische Schizo-phrenien	1) 25-50 mg alle 14 Tage i.m. Wirklatenz, deshalb bei Umstellung überlappende NL-Gabe nötig
Rivastigmin Exelon® (A, CH, D)	1) Antidementivum 2) Carbamatderivat; spe-zifischer Acetylcholin-esterase-Hemmer 3) Alzheimer-Demenz 4) Trotz kurzer Halbwertszeit lange Wirkdauer (pseudo-irreversible Cholinestera-sehemmung	1) 6–12 2) – 3) ca. 1 h 4) –
Ropinirol Requip® (A, CH, D)	1) Parkinsonmittel 2) Indolderivat; direkter Dopaminagonist (D2/D3-Rezeptoragonist) 3) Parkinson-Erkrankung	1) 3–9, bis max. 24, langsame Aufdosierung 2) Alter: Dosisreduktion 3) 6 h 4) –

Häufigste und typische Nebenwirkungen	Wichtige Interaktionen ↑ = Effekt wird ausgelöst, verstärkt oder erhöht ↓ = Effekt wird unterdrückt, vermindert oder gesenkt	Kontraindikationen, Warnhinweise
Hypotonie, Schwindel, Rhinitis, Agitiertheit, EPMS in höheren Dosen	Carbamazepin: Risperidon-spiegel ↓; Dopaminagonisten (z.B. Parkinsonmittel): gegenseitige Wirkungsminderung	Hyperprolaktinämie; Stillzeit
Anorexie, Schwindel, Übelkeit	Anticholinergika: gegenseitige Wirkungsabschwächung; Erythromycin: Rivastigmin-Wirkung ↑; Ketoconazol: Rivastigmin-Wirkung ↑; Muskelrelaxantien (Succinylcholin-Typ): muskelrelaxierende Wirkung ↑	Schwere Leberinsuffizienz
Übelkeit, Unruhe, Dyskinesien	Ciprofloxazin: Ropinirol-spiegel ↑; Dopaminantagonisten (z.B. Neuroleptika): gegenseitige Wirkungsminderung	Schwere Nieren- u. Leberfunktionsstörungen; Psychosen

INN Freiname / Handelsnamen (A, CH, D) [nur Monopräparate]	Substanzcharakteristik	Dosierung incl. Halbwertszeit
INN **Freiname** **Handelsnamen** (A, CH, D) [nur Monopräparate]	1) Stoffgruppe 2) Pharmakologie 3) Indikationen 4) Hinweise/Wirkprofil	1) übliche Tagesdosis in mg (für Erwachsene) 2) spezielle Dosierungen (Alter, eingeschränkte Nieren- bzw. Leberfunktion) 3) Eliminationshalbwertszeit 4) Äquivalenzdosis
Selegilin Movergan® (D) Amindan® (D) Antiparkin® (D) Jutagilin® (D) MAOtil® (D) Selegam® (D) Selepark® (D) Selgimed® (D) Silin® (D) Xilopar® (D) Amboneural® (A) Cognitiv® (A) Regepar® (A, CH) Jumex® (A) Jumexal® (CH) Selecim® (CH	1) Parkinsonmittel 2) Phenylethylaminderivat, selektiver MAO-B- Hemmer 3) Frühe Phasen des Parkin- son-Syndroms 4) Aktivierend, in höheren Dosen auch antidepressiv	1) 5–10 2) Leber, Niere: kontraindi- ziert 3) Metabolit ca. 2 h 4) –
Sertindol Serdolect® z.Zt. nicht im Handel	1) Atypisches Neurolepti- kum/Antipsychotikum 2) Phenylindolderivat; Dopa- min- und Serotonin- antagonistischer Wirk- mechanismus 3) Substanz der 2. Wahl bei schizophrenen Psychosen 4) Wirksamkeit auch bei Minussymptomatik	1) 12–20, langsame Auf- dosierung, beginnend mit 4 2) Alter, Leber: Dosisreduk- tion 3) 72 h 4) –

| --- | --- | --- |
| Hypotonie, Unruhe | Amantadin: NW ↑; Anticholinergika: NW ↑; MAOH: kontraindiziert; Pethidin u. andere Opioide: kontraindiziert; SSRI: kontraindiziert; Sumatriptan u. andere Triptane: kontraindiziert; Tryptophan: kontraindiziert | Eingeschränkte Leber- u. Nierenfunktion, Magen-Darm-Geschwüre, Psychosen; serotonerge Substanzen, Pethidin u.a. Opioide; Schwangerschaft, Stillzeit; Diät (cave tyraminhaltige Nahrung!) |
| QT-Verlängerung → EKG-Kontrollen erforderlich; Gewichtszunahme, Verminderung des Ejakulats | Carbamazepin: Sertindol-spiegel ↓; Fluoxetin: Sertindol-spiegel ↑; Itraconazol: kontraindiziert; Ketoconazol: kontraindiziert; Paroxetin: Sertindol-spiegel ↑; Phenytoin: Sertindol-spiegel ↓; QT-Zeit verlängernde Substanzen (z.B. Thioridazin, Pimozid, Budipin, TZA, Chinidin): kontraindiziert | Herzrhythmusstörungen; Antiarrhythmika |

INN Freiname Handelsnamen (A, CH, D) [nur Monopräparate]	Substanzcharakteristik 1) Stoffgruppe 2) Pharmakologie 3) Indikationen 4) Hinweise/Wirkprofil	Dosierung incl. Halbwertszeit 1) übliche Tagesdosis in mg (für Erwachsene) 2) spezielle Dosierungen (Alter, eingeschränkte Nieren- bzw. Leberfunktion) 3) Eliminationshalbwertszeit 4) Äquivalenzdosis
Sertralin Zoloft® (CH, D) Gladem® (A, CH, D) Tresleen® (A)	1) Antidepressivum 2) Selektiver Serotonin- Wiederaufnahmehemmer (SSRI) 3) Depressionen	1) 50–100, bis max. 200 2) Leber: Dosisreduktion 3) 26 h 4) –
Sibutramin Reductil® (A, CH, D) Meridia® (A)	1) Antiadipositum 2) Serotonin-Noradrenalin- Wiederaufnahmehemmer (SNRI). Substanz besitzt neurobiochemisch ein- deutig ein antidepressives Wirkprofil 3) Als unterstützende Thera- pie zur Erzielung einer Gewichtsreduktion 4) Deutlich aktivierende Eigenschaften	1) 10–15 max. 2) Niere, Leber: Dosisreduk- tion 3) Metabolit 14–16 h 4) –
Sildenafil Viagra® (A, CH, D)	1) Sexualtherapeutikum, Vasodilatator 2) Selektiver Inhibitor der Phosphodiesterase 5 (PDE 5) 3) Erektile Dysfunktion	1) 50 ca. 1 h vor Ge- schlechtsverkehr 2) Alter, Niere, Leber: 25 3) 4 h 4) –

Häufigste und typische Nebenwirkungen	Wichtige Interaktionen ↑ = Effekt wird ausgelöst, verstärkt oder erhöht ↓ = Effekt wird unterdrückt, vermindert oder gesenkt	Kontraindikationen, Warnhinweise
Übelkeit, Schwindel, Schlafstörung	MAOH (auch Selegilin, Moclobemid): kontraindiziert; Serotonerge Stoffe (z.B. Triptan-Migränemittel, Oxitriptan, L-Tryptophan, Tramadol): serotonerge Effekte ↑; Antikoagulantien: Blutungsgefahr ↑	MAOH, serotonerge Substanzen
Tachykardie, Blutdruckerhöhung, Appetitlosigkeit, Übelkeit	Antidepressiva: kontraindiziert; Ciclosporin: Sibutraminspiegel ↑; Erythromycin: Sibutraminspiegel ↑; Ketoconazol: Sibutraminspiegel ↑; MAOH: kontraindiziert; Neuroleptika: kontraindiziert; Tryptophan: kontraindiziert; Sumatriptan u. andere Triptane: kontraindiziert	Koronare Herzkrankheit, Hyperthyreose, schwere Leber- u. Nierenfunktionsstörungen, Phäochromozytom, Engwinkelglaukom; Abhängigkeitsanamnese; < 18, > 65 Jahre; Antidepressiva, Neuroleptika; Schwangerschaft, Stillzeit
Kopfschmerz, Veränderung des Farbsehens	Cimetidin: Sildenafilspiegel ↑; Nitrate Erythromycin u. andere Makrolidantibiotika: Sildenafilspiegel ↑; Ketoconazol u. andere Azolantimykotika: Sildenafilspiegel ↑; Ritonavir, Saquinavir: Sildenafilspiegel ↑ (cave Kombination)	Frauen; < 18-Jährige; Nitrate; kürzlicher Herzinfarkt od. Schlaganfall; Hypotonie; degenerative Retinaerkrankung

INN Freiname Handelsnamen (A, CH, D) [nur Monopräparate]	Substanzcharakteristik 1) Stoffgruppe 2) Pharmakologie 3) Indikationen 4) Hinweise/Wirkprofil	Dosierung incl. Halbwertszeit 1) übliche Tagesdosis in mg (für Erwachsene) 2) spezielle Dosierungen (Alter, eingeschränkte Nieren- bzw. Leberfunktion) 3) Eliminationshalbwertszeit 4) Äquivalenzdosis
Sulpirid Dogmatil® (A, CH, D) Meresa® (A, D) Neogama® (D) Arminol® (D) Intrasil® (D) Sulp® (D) Sulpivert® (D)	1) Neurothymoleptikum 2) Benzamidderivat; atypisches Antidepressivum/ Neuroleptikum, das in niedriger Dosierung aufgrund dopaminerger Wirkung antriebssteigernd wirkt 3) Depressive Syndrome, Schwindelzustände (M. Meniere), Psychosen 4) Antivertiginöse und antiemetische Eigenschaften	1) 150–300 (bei antidepressiver Therapie), 400–800 (bei schizophrenen Psychosen). Nicht nach 16.00 Uhr 2) Alter: Dosisreduktion um ca. 50%; Niere: Dosisreduktion in Abhängigkeit von Kreatinin-Clearance 3) ca. 8 h 4) 600 mg Sulpirid $\cong$ 5 mg Haloperidol
Sultiam Ospolot® (A, D)	1) Antiepileptikum 2) Sulfonamidderivat; Carboanhydrasehemmer 3) Idiopathische fokale Epilepsien	1) 350–700 2) Niere: kontraindiziert 3) 3–30 h 4) –
Tacrin Cognex® (D)	1) Antidementivum 2) Acridinderivat; reversibler Acetylcholinesterase-Hemmer. 3) Alzheimer-Demenz 4) Wegen potentiell lebertoxischer Wirkung strenge Auflagen zur Überwachung der Leberwerte	1) 120, langsame Aufdosierung 2) Leber: kontraindiziert 3) 2–4 h 4) –
Tadalafil Cialis® (A, CH, D)	1) Sexualtherapeutikum 2) Selektiver Inhibitor der Phosphdiesterase 5 (PDE 5) 3) Erektile Dysfunktion 4) Wirkdauer bis zu 24 h	1) 10–20 2) Leber, Niere: 10 3) 17,5 h 4) –

Häufigste und typische Nebenwirkungen	Wichtige Interaktionen ↑ = Effekt wird ausgelöst, verstärkt oder erhöht ↓ = Effekt wird unterdrückt, vermindert oder gesenkt	Kontraindikationen, Warnhinweise
Unruhe, Prolaktin-anstieg (Galaktorrhoe, Amenorrhoe), Tachy-kardie	Appetitzügler: Unruhe ↑; Asthmamittel: Unruhe ↑; Antihypertonika: antihyper-tensive Wirkung ↓; Zentraldämpfende Arznei-mittel u. Alkohol: Sedie-rung ↑	Akute Intoxikation mit ZNS-dämpfenden Sub-stanzen, Krampfanfälle, Phäochromozytom, pro-laktinabhängige Tumoren, Hyperprolaktinämie; Schwangerschaft, Stillzeit
Hyperventilation, Parästhesien, Ge-wichtsabnahme, Schwindel	Lamotrigin: Lamotrigin-spiegel ↑; Phenytoin: Phenytoin-spiegel ↑; Primidon: Sultiam-NW ↑	Porphyrie, Hyperthyreose, Hypertonie
Übelkeit, Leberenzym-anstieg	Anticholinergika: gegenseiti-ge Wirkungsabschwächung; Azol-Antimykotika: Tacrin-spiegel ↑; Cimetidin: Tacrinspiegel ↑; Fluvoxamin: Tacrinspiegel ↑; Erythromycin: Tacrin-spiegel ↑; Rifampicin: Tacrinspiegel ↓; Theophyllin: Theophyllin-spiegel ↑	Leberschäden, Sick-sinus-Syndrom, Asthma brochiale; Schwangerschaft
Kopfschmerz, Dys-pepsie, Hautrötung, Muskelschmerzen	Erythromycin u.andere Makrolidantibiotika: Tadala-filspiegel ↑; Nitrate Ketoconazol u. andere Azolantimykotika: Tadalafil-spiegel ↑; Ritonavir, Saquinavir: Tada-lafilspiegel ↑	Nitrate; Frauen; Hypotonie, unkontrollierte Arrhythmie oder Hyper-tonie, Z. n. Infarkt oder Schlaganfall (3 bzw. 6 Monate)

INN Freiname	Substanzcharakteristik	Dosierung incl. Halbwertszeit
Freiname	1) Stoffgruppe	1) übliche Tagesdosis in mg
	2) Pharmakologie	(für Erwachsene)
Handelsnamen	3) Indikationen	2) spezielle Dosierungen
(A, CH, D)	4) Hinweise/Wirkprofil	(Alter, eingeschränkte Nieren-
[nur Monopräparate]		bzw. Leberfunktion)
		3) Eliminationshalbwertszeit
		4) Äquivalenzdosis

Temazepam	1) Hypnotikum	1) 10–40
Planum® (D)	2) 1,4-Benzodiazepin-	2) Alter 10–20;
Remestan®	derivat; BZD-Rezeptor-	Niere, Leber: 10
(A, CH, D)	agonist, GABAerg	3) 5–13 h
Norkotral Tema® (D)	3) Schlafstörungen	4) 20 mg ≅ 10 mg Diazepam
Pronervon T® (D)		
temazep® (D)		
Normison® (CH)		
Levanxol® (A)		

Tetrazepam	1) Myotonolytikum	1) 50–200, bis max. 400
Musaril® (D)	2) Benzodiazepinderivat; als	2) –
Mobiforton® (D)	Muskelrelaxans einge-	3) 13–45 h
Musapam® (D)	setzt, auch anxiolytische	4) –
Muskelat® (D)	und sedierende Eigen-	
Myospasmal® (D)	schaften	
Rilex® (D)	3) Schmerzreflektorische	
Myolastan® (A)	Muskelverspannungen,	
u.a.	spastische Syndrome	

Thioridazin	1) Neuroleptikum	1) ambulant bis 200,
Melleril® (A, CH, D)	2) Phenothiazinderivat	stationär bis 600
	3) Psychomotorische Un-	2) Alter, Niere, Leber: Dosis-
	ruhe- und Erregungs-	reduktion
	zustände	3) 7–13 h
	4) Schwach antipsycho-	4) 350 mg Thioridazin
	tisch/niederpotent, wenig	≅ 5 mg Haloperidol
	sedierend, in niedriger	
	Dosierung leicht anxioly-	
	tisch wirkend	

Häufigste und typische Nebenwirkungen	Wichtige Interaktionen ↑ = Effekt wird ausgelöst, verstärkt oder erhöht ↓ = Effekt wird unterdrückt, vermindert oder gesenkt	Kontraindikationen, Warnhinweise
Sedierung, Konzentrationsminderung, Schwindel, Ataxie, anterograde Amnesie; Entzugssyndrome (Latenz)	Cimetidin: Temazepam-Wirkung ↑; Muskelrelaxantien: muskelrelaxierende Wirkung ↑; Omeprazol: Temazepam-Wirkung ↑; ZNS-dämpfende Arzneimittel u. Alkohol: Sedierung ↑	Abhängigkeit, Myasthenie, Schlafapnoe In Anbetracht des Abhängigkeitsrisikos sollen Benzodiazepinderivate nicht länger als 3 Monate eingenommen werden. Das Präparat muss ausschleichend abgesetzt werden.
Sedierung, Konzentrationsminderung, Schwindel, Ataxie, anterograde Amnesie; Entzugssyndrome (Latenz)	Antimykotika vom Azoltyp, Fluvoxamin, Makrolidantibiotika (z.B. Erythromycin): Tetrazepam-Wirkung ↑; Cimetidin: Tetrazepam-Wirkung ↑; Muskelrelaxantien: muskelrelaxierende Wirkung ↑; Omeprazol: Tetrazepam-Wirkung ↑; ZNS-dämpfende Arzneimittel u. Alkohol: Sedierung ↑	Abhängigkeit, Myasthenie, Schlafapnoe; Stillzeit In Anbetracht des Abhängigkeitsrisikos sollen Benzodiazepinderivate nicht länger als 3 Monate eingenommen werden. Das Präparat muss ausschleichend abgesetzt werden.
Mundtrockenheit, Obstipation, Akkommodations- u. Miktionsstörungen, Anstieg der Leberenzyme, QTc-Verlängerung, Libidominderung	Anticholinergika (z.B. Parkinsonmittel, TZA): anticholinerge Wirkung ↑; TZA: NW ↑; Antikoagulantien: PPT überwachen; Betablocker: kontraindiziert; Lithium: neurotoxische NW ↑; QT–Zeit-verlängernde AM: kontraindiziert; SSRI: kontraindiziert; Thiazid-Diuretika: Hypotonie ↑	Akute Intoxikationen mit zentraldämpfenden Pharmaka u. Alkohol, Herzrhythmusstörungen, Engwinkelglaukom, Pylorusstenose, Prostatahypertrophie, schwere Leber- u. Nierenfunktionsstörungen

INN
Freiname
 	
Handelsnamen
(A, CH, D)
[nur Monopräparate]
	Substanzcharakteristik
	1) Stoffgruppe
	2) Pharmakologie
	3) Indikationen
	4) Hinweise/Wirkprofil
		Dosierung incl. Halbwertszeit
		1) übliche Tagesdosis in mg
		   (für Erwachsene)
		2) spezielle Dosierungen
		   (Alter, eingeschränkte Nieren-
		   bzw. Leberfunktion)
		3) Eliminationshalbwertszeit
		4) Äquivalenzdosis

Tiagabin
Gabitril® (CH, D)
	1) Antiepileptikum
	2) Fettsäure-Derivat,
	   GABAerg
	3) Zusatztherapie fokaler
	   Epilepsien
		1) 15–30, bei Begleitmedi-
		   kation von Leberenzym-
		   induzierenden AM 30–50,
		   bis max. 70
		2) Alter, Leber: Dosisreduk-
		   tion
		3) 7–9 h
		4) –

Tiaprid
Tiapridex® (D)
Tiapridal® (CH)
Delpral® (A)
	1) Antihyperkinetikum
	2) Benzamid-Derivat;
	   Dopamin-Antagonist
	3) Dyskinesien, dystone
	   Syndrome, Hyperkine-
	   sien
	4) Auch bei Alkoholentzug
	   eingesetzt
		1) 300–600
		2) Alter: Dosisreduktion,
		   Niere: Dosisreduktion in
		   Abhängigkeit von Kreati-
		   nin-Clearance
		3) ca. 3 h
		4) –

Topiramat
Topamax®
(A, CH, D)
	1) Antiepileptikum
	2) D-Fructose-Derivat;
	   Modulator von Na-, Ca-
	   Kanälen, GABA-Rezeptor
	   u. AMPH/Kainat-Rezep-
	   toren
	3) Fokale und primär gene-
	   ralisierte tonisch-kloni-
	   sche Anfälle, Lennox
	   Gastaut-Syndrom; evtl.
	   als Stimmungsstabilisie-
	   rer (Manie u. bei Rapid
	   Cyclern) – nicht zuge-
	   lassen!
		1) Monotherapie: 100–500,
		   Zusatztherapie: 200–400
		   (–600); langsame Auf-
		   dosierung
		2) Alter, Niere, Leber: Dosis-
		   reduktion
		3) 16–28 h
		4) –

Häufigste und typische Nebenwirkungen	Wichtige Interaktionen ↑ = Effekt wird ausgelöst, verstärkt oder erhöht ↓ = Effekt wird unterdrückt, vermindert oder gesenkt	Kontraindikationen, Warnhinweise
Müdigkeit, Schwindel, Kopfschmerzen, Nervosität	Carbamazepin, Phenobarbital, Phenytoin, Primidon: Tiagabinspiegel ↓	Schwere Leberfunktionsstörungen; < 12 Jahre; Schwangerschaft, Stillzeit
Somnolenz, Schwindel, Hyperprolaktinämie	Anticholinergika: Tiaprid-Wirkung ↓; Levodopa: kontraindiziert; Neuroleptika: Neuroleptika-Wirkung ↑; ZNS-dämpfende Arzneimittel u. Alkohol: Sedierung ↑	Prolaktinabhängige Tumore, Brustkrebs, Phäochromozytom; L-Dopa
Müdigkeit, Schwindel, Ataxie, Anorexie, Parästhesien, kognitive Störungen	Carbamazepin: Topiramatspiegel ↓; Kontrazeptiva: Kontrazeptivaspiegel ↓; Phenytoin: Topiramatspiegel ↓; Acetazolamid, Triamteren, Zonisamid, Ascorbinsäure: Nierensteinrisiko ↑	Nephrolithiasis; Schwangerschaft, Stillzeit

INN Freiname	Substanzcharakteristik	Dosierung incl. Halbwertszeit
Handelsnamen (A, CH, D) [nur Monopräparate]	1) Stoffgruppe 2) Pharmakologie 3) Indikationen 4) Hinweise/Wirkprofil	1) übliche Tagesdosis in mg (für Erwachsene) 2) spezielle Dosierungen (Alter, eingeschränkte Nieren- bzw. Leberfunktion) 3) Eliminationshalbwertszeit 4) Äquivalenzdosis
Tranylcypromin Jatrosom N® (D)	1) Antidepressivum 2) Irreversibler MAO-Hemmer; Cyclopropyl-aminderivat; chemische Verwandtschaft zu Amphetamin 3) Depressionen 4) Besonders gut wirksam bei atypischen und „therapieresistenten" Depressionen. Deutlich antriebssteigernde, aber auch anxiolytische Eigenschaften. Diät erforderlich!	1) ambulant: 10–30, stationär: 20–60; nicht nach 15.00 Uhr 2) Alter: Dosisreduktion 3) 1,5 h 4) –
Trazodon Thombran® (D) Trittico® (A, CH)	1) Antidepressivum 2) Triazolopyridinderivat; serotonerge und alpha-adrenerge Wirkung 3) Depressionen 4) Anxiolytisch-sedierendes Wirkprofil	1) ambulant: 100–300, stationär: 300–600 2) Alter: Dosisreduktion 3) 4 h, Metabolit 10–12 h 4) –
Triazolam Halcion® (A, CH, D)	1) Hypnotikum 2) Benzodiazepinderivat, BZD-Rezeptoragonist, GABAerg 3) Schlafstörungen 4) Sehr kurz wirksam und hochpotent	1) 0,125–0,25 2) Alter: 0,125; Leber: Dosisreduktion 3) 1,5–4,5 h 4) 0,25 mg Triazolam ≅ 10 mg Diazepam

Häufigste und typische Nebenwirkungen	Wichtige Interaktionen ↑ = Effekt wird ausgelöst, verstärkt oder erhöht ↓ = Effekt wird unterdrückt, vermindert oder gesenkt	Kontraindikationen, Warnhinweise
Orthostatische Dysregulation, Schlafstörungen, Unruhe; tyraminfreie Diät erforderlich wegen Gefahr der Provokation hypertensiver Krisen	Medikationspause von mindestens 14 Tagen bei Umstellung auf andere Antidepressiva. Bei Wechsel von SSRI auf Tranylcypromin sind ein- bis fünfwöchige (Fluoxetin) Behandlungspausen einzuhalten. Cave Kombination mit Clomipramin u. SSRIs. Auch andere Serotoninagonisten wie z.B. Tryptophan, Buspiron oder Triptane kontraindiziert. Parkinsonmittel: vermeiden; Bupropion: NW ↑; Dextromethorphan: Psychoserisiko ↑; Disulfiram: kontraindiziert; Sympathomimetika: hypertone Krisen	Schwere Herz-Kreislauf-Erkrankungen, akute Intoxikationen, Delirien, Porphyrie, schwere Nierenschäden
Sedierung, orthostatische Hypotonie, ventrikuläre Extrasystolen, Priapismus	Neuroleptika: NW ↑; SSRI: serotonerge Effekte ↑; zentraldämpfende Arzneimittel u. Alkohol: Sedierung ↑	Akute Intoxikation mit ZNS-dämpfenden Substanzen, Carcinoid-Syndrom, Herzrhythmusstörungen
Sedierung, Konzentrationsminderung, Schwindel, Ataxie, anterograde Amnesie; Entzugssyndrome (Latenz)	Cimetidin: Triazolamspiegel ↑; Ketoconazol, Itraconazol: kontraindiziert; Makrolidantibiotika: Triazolamspiegel ↑	Abhängigkeit, Myasthenie, Schlafapnoe; Ketoconazol In Anbetracht des Abhängigkeitsrisikos sollen Benzodiazepinderivate nicht länger als 3 Monate eingenommen werden. Das Präparat muss ausschleichend abgesetzt werden.

INN Freiname	Substanzcharakteristik	Dosierung incl. Halbwertszeit
Handelsnamen (A, CH, D) [nur Monopräparate]	1) Stoffgruppe 2) Pharmakologie 3) Indikationen 4) Hinweise/Wirkprofil	1) übliche Tagesdosis in mg (für Erwachsene) 2) spezielle Dosierungen (Alter, eingeschränkte Nieren- bzw. Leberfunktion) 3) Eliminationshalbwertszeit 4) Äquivalenzdosis
Triflupromazin Psyquil® (A, D)	1) Neuroleptikum, Anti-emetikum 2) Phenothiazinderivat mit aliphatischer Seitenkette 3) Übelkeit, Erbrechen; Tranquilisierung, Unruhe-zustände 4) Schwach potent, stark antiemetisch und dämp-fend	1) 30–150 (psychiatrische Indikationen) 2) Niere: Dosisreduktion 3) ca. 6 h 4) –
Trihexyphenidyl Artane® (A, CH, D) Parkopan® (D)	1) Parkinsonmittel 2) Tertiärer Alkohol mit basisch substituiertem Alkylrest 3) Anticholinergikum mit vorwiegend zentraler Wirkung. Rigor, Tremor und vegetative Sympto-me (z.B. Hyperhidrosis, Hypersalivation)	1) 6–16 max. 2) Alter: Dosisreduktion 3) 13 h 4) –

Häufigste und typische Nebenwirkungen	Wichtige Interaktionen ↑ = Effekt wird ausgelöst, verstärkt oder erhöht ↓ = Effekt wird unterdrückt, vermindert oder gesenkt	Kontraindikationen, Warnhinweise
Mundtrockenheit, Obstipation, Akkommodations- u. Miktionsstörungen, Anstieg der Leberenzyme	Tee, Kaffee: Wirkungsverlust; Anticholinergika (z.B. Parkinsonmittel, TZA): anticholinerge Wirkung ↑; SSRI: Triflupromazinspiegel ↑; Antihypertonika: RR ↓; Dopaminagonisten (z.B. Parkinsonmittel): gegenseitige Wirkungsminderung; Dopaminantagonisten (z.B. Metoclopramid): EPMS ↑; Lithium: vtl. Neurotoxizität ↑; ZNS-dämpfende Arzneimittel u. Alkohol: Sedierung ↑	Akute Intoxikationen mit zentraldämpfenden Pharmaka u. Alkohol, Engwinkelglaukom, Pylorusstenose, Prostatahypertrophie, schwere Leber- u. Nierenfunktionsstörungen; Stillzeit
Obstipation, Appetitminderung, Mundtrockenheit, Akkommodationsstörungen, Hypotonie; Abususrisiko	Anticholinergika (z.B. Antihistaminika, Parkinsonmittel, Psychopharmaka): anticholinerge Wirkung ↑; Chinidin: kardiale NW ↑; Metoclopramid: Metoclopramid-Wirkung ↓; Pethidin: ZNS-NW ↑	Engwinkelglaukom, Blasenentleerungsstörungen mit Restharnbildung, Stenosen im Magen-Darm-Kanal, Angina pectoris; Demenz

INN Freiname Handelsnamen (A, CH, D) [nur Monopräparate]	Substanzcharakteristik 1) Stoffgruppe 2) Pharmakologie 3) Indikationen 4) Hinweise/Wirkprofil	Dosierung incl. Halbwertszeit 1) übliche Tagesdosis in mg (für Erwachsene) 2) spezielle Dosierungen (Alter, eingeschränkte Nieren- bzw. Leberfunktion) 3) Eliminationshalbwertszeit 4) Äquivalenzdosis
Trimipramin Stangyl® (D) Herphonal® (D) Eldoral® (D) Trimidura® (D) Trimineurin® (D) Surmontil® (CH)	1) Trizyklisches Antidepressivum 2) Dibenzazepinderivat; chemisch gleicht die Substanz in ihrem trizyklischen Kern dem Imipramin, die Seitenkette stammt von dem niederpotenten Neuroleptikum Levomepromazin. Dopamin-Antagonist, hat auch anticholinerge und antihistaminerge Eigenschaften 3) Depressionen; chron. Schmerzzustände 4) Stark sedierend, kann aufgrund fehlender REM-Schlafunterdrückung auch als Hypnotikum eingesetzt werden. Wegen seines ungewöhnlichen Wirkprofils wird Trimipramin eher den sog. atypischen Antidepressiva zugerechnet	1) ambulant: 100–200, stationär: 200–400, parenteral: 50–150 2) Alter, Niere, Leber: Dosisreduktion 3) 10–24 h 4) –
Tryptophan Kalma® (A, D) Ardeytropin® (D) Ardeydorm® (D)	1) Hypnotikum, Antidepressivum 2) Essentielle Aminosäure, Serotonin-Vorstufe 3) Schlafstörungen; depressive Störungen 4) Wirkung nicht ausreichend belegt	1) 1 g–2 g (Schlafstörungen); 1,5 g–3 g (depressive Störungen) 2) – 3) 2,5 h 4) –

Häufigste und typische Nebenwirkungen	Wichtige Interaktionen ↑ = Effekt wird ausgelöst, verstärkt oder erhöht ↓ = Effekt wird unterdrückt, vermindert oder gesenkt	Kontraindikationen, Warnhinweise
Mundtrockenheit, Schwitzen, Obstipation, Miktions- u. Akkommodationsstörungen, Delirien, Hypotonie	Anticholinergika: anticholinerge Effekte ↑; Antikoagulantien: gerinnungshemmende Wirkung ↑; MAOH: Blutdruckschwankungen, Serotoninsyndrom; Arzneimittel, die die QTc-Zeit verlängern: QTc-Zeit ↑; SSRI: Trimipraminspiegel ↑; Sympathomimetika: Blutdruck ↑	Intoxikationen mit zentraldämpfenden Substanzen, Delirien, AV-Block II, III. Grades, Engwinkelglaukom, Pylorusstenose, Ileus, akute Harnverhaltung, Prostatahypertrophie mit Restharnbildung
Schwindelgefühl, Übelkeit	MAOH, SSRI u. andere serotonerge Substanzen: kontraindiziert; Carbamazepin: Tryptophan-Wirkung ↑; TZA: TZA-Wirkung ↑; Phenytoin: Tryptophan-Wirkung ↓; Lithium: Lithium-Wirkung ↑	Schwere Leber- u. Niereninsuffizienz, hepatische Enzephalopathie, Karzinoid-Syndrom

INN Freiname / Handelsnamen (A, CH, D) [nur Monopräparate]	Substanzcharakteristik 1) Stoffgruppe 2) Pharmakologie 3) Indikationen 4) Hinweise/Wirkprofil	Dosierung incl. Halbwertszeit 1) übliche Tagesdosis in mg (für Erwachsene) 2) spezielle Dosierungen (Alter, eingeschränkte Nieren- bzw. Leberfunktion) 3) Eliminationshalbwertszeit 4) Äquivalenzdosis
Valproinsäure (Dipropylacetat) Convulex® (A, CH, D) Convulsofin® (D) Ergenyl® (D) Leptilan® (D) Orfiril® (CH, D) Emolone® (D) EspaValept® (D) Valprodura® (D) Valproflux® (D) Valprolept® (D) Valprona® (D) Depakine® (A, CH)	1) Antiepileptikum 2) Essigsäurederivat; GABAerg, Na- u. Ca-Kanalblockade 3) Generalisierte Anfälle (Absencen, myoklonisch-astatische Anfälle, Impulsiv-Petit mal), fokale Anfälle; Behandlung der akuten Manie; Phasenprophylaktikum (in D noch nicht zugelassen) 4) Als Alternative zu Lithium und Carbamazepin evtl. besondere Vorteile bei sog. „rapid cycling"	1) 1200–2100 (antikonvulsive Therapie); 1200–1500 (psychiatrische Indikationen) 2) Niere: Dosisreduktion; Leber: kontraindiziert 3) 12–16 h 4) – Empfohlener Plasmaspiegel bei psychiatrischen Indikationen: 50–150 µg/ml
Vardenafil Levitra® (A, CH, D)	1) Sexualtherapeutikum 2) Selektiver Inhibitor der Phosphodiesterase 5 (PDE 5) 3) Erektile Dysfunktion	1) 5–20 2) Alter, Niere, Leber: Dosisreduktion 3) 4 h 4) –
Venlafaxin Trevilor® (D) Efexor®(CH) Efectin® (A)	1) Antidepressivum 2) Selektiver Serotonin-Noradrenalin-Wiederaufnahmehemmer (SNRI); Substanz wirkt in niedriger Dosierung als selektiver SSRI, in höherer Dosierung (> 200 mg) überwiegend noradrenerges Profil 3) Depressive Erkrankungen; general. Angststörungen 4) Potentes neues AD	1) ambulant: 75–150, stationär: 150–375 2) Niere, Leber: Dosisreduktion um ca. 50% 3) 5 h, Metabolit 11 h; Retardform: 14 h, Metabolit ca. 17 h 4) –

Häufigste und typische Nebenwirkungen	Wichtige Interaktionen ↑ = Effekt wird ausgelöst, verstärkt oder erhöht ↓ = Effekt wird unterdrückt, vermindert oder gesenkt	Kontraindikationen, Warnhinweise
Haarausfall, Übelkeit, Tremor, Gewichtszunahme, Koagulopathie	Antikoagulantien: Blutungsneigung ↑; ASS: Blutungsneigung ↑; Carbamazepin: Valproinsäurespiegel ↓; Phenytoin: Valproinsäurespiegel ↓; Phenobarbital, Primidon: Phenobarbitalspiegel ↑	Leber- u. Pankreaserkrankungen, auch in der Familie; Porphyrie; Blutgerinnungsstörungen
Kopfschmerz, Dyspepsie, Hautrötung, Muskelschmerzen	Erythromycin u. andere Makrolidantibiotika: Vardenafilspiegel ↑; Ketoconazol u. andere Azolantimykotika: Vardenafilspiegel ↑; Nitrate Ritonavir, Saquinavir: Vardenafilspiegel ↑	Nitrate; Frauen; Hypotonie, unkontrollierte Arrhythmie oder Hypertonie, Z.n. Infarkt oder Schlaganfall (3 bzw. 6 Monate)
Übelkeit, Schlafstörung, Agitiertheit, Schwitzen, Blutdruckanstieg (in höheren Dosen)	Antikoagulantien: engmaschige Gerinnungskontrolle; Clozapin: Clozapinspiegel ↑; Haloperidol: Haloperidolspiegel ↑; MAOH: kontraindiziert	MAOH

117

INN
Freiname
 	
Handelsnamen
(A, CH, D)
[nur Monopräparate]
	Substanzcharakteristik
	1) Stoffgruppe
	2) Pharmakologie
	3) Indikationen
	4) Hinweise/Wirkprofil
		Dosierung incl. Halbwertszeit
		1) übliche Tagesdosis in mg
		  (für Erwachsene)
		2) spezielle Dosierungen
		  (Alter, eingeschränkte Nieren-
		  bzw. Leberfunktion)
		3) Eliminationshalbwertszeit
		4) Äquivalenzdosis

Vigabatrin Sabril® (A, CH, D)	1) Antiepileptikum 2) Gamma-Aminobutter- säurederivat, GABA- Transaminasenhemm- stoff 3) West-Syndrom; zur Kom- binationsbehandlung fokaler Anfälle, die mit bisheriger konventioneller Therapie nicht ausrei- chend behandelbar sind 4) Einsatz nur nach sorg- fältiger Nutzen-Risiko- Abwägung	1) 2 g–3 g; langsame Auf- dosierung 2) Alter, Niere: Dosisreduktion 3) 5–8 h 4) –
Viloxazin Vivalan® (D)	1) Antidepressivum 2) Chemisch von den Beta- rezeptorenblockern abge- leitet; neurobiochemisch noradrenerg 3) Depressionen 4) Auch bei Epileptikern da keine Senkung der zere- bralen Krampfschwelle; leicht stimulierend-akti- vierend. Wirkung bislang noch nicht ausreichend belegt	1) ambulant: 100–300, stationär: 200–500, parenteral: 200–400; morgendliche Hauptdosis, nicht nach 16.00 Uhr 2) Alter: Dosisreduktion 3) ca. 3 h 4) –
Zaleplon Sonata ® (CH, D)	1) Hypnotikum 2) Pyrazolopyrimidin; BZD-Rezeptoragonist 3) Einschlafstörungen	1) 10 2) Alter, Leber: 5 3) 1 h 4) –

Häufigste und typische Nebenwirkungen	Wichtige Interaktionen ↑ = Effekt wird ausgelöst, verstärkt oder erhöht ↓ = Effekt wird unterdrückt, vermindert oder gesenkt	Kontraindikationen, Warnhinweise
Müdigkeit, Gewichtszunahme, Gesichtsfeldeinschränkungen (irreversibel!) → Gesichtsfeldprüfung empfohlen	Keine klinisch relevanten Interaktionen bekannt	Schwangerschaft, Stillzeit
Nausea, migräneartige Kopfschmerzen, Unruhe	Antikoagulantien: Antikoagulantien-Wirkung ↑; Carbamazepin: Carbamazepin-Wirkung ↑; Clonidin: antihypertensive Wirkung ↓; L-Dopa: L-Dopa-Wirkung ↑; MAOH: Kombination nicht empfehlenswert; Phenytoin: Phenytoin-Wirkung ↑; Theophyllin: Theophyllin-Wirkung ↑	Manie
Kopfschmerzen, anterograde Amnesie	Carbamazepin: Zaleplonspiegel ↓; Cimetidin: Zaleplonspiegel ↑; Erythromycin: Zaleplonspiegel ↑; Phenobarbital: Zaleplonspiegel ↓; Rifampicin: Zaleplonspiegel ↓; ZNS-dämpfende Arzneimittel u. Alkohol: Sedierung ↑	Schwere Leberinsuffizienz, Schlaf-Apnoe-Syndrom, schwere Ateminsuffizienz, Myasthenia gravis

INN Freiname Handelsnamen (A, CH, D) [nur Monopräparate]	Substanzcharakteristik 1) Stoffgruppe 2) Pharmakologie 3) Indikationen 4) Hinweise/Wirkprofil	Dosierung incl. Halbwertszeit 1) übliche Tagesdosis in mg (für Erwachsene) 2) spezielle Dosierungen (Alter, eingeschränkte Nieren- bzw. Leberfunktion) 3) Eliminationshalbwertszeit 4) Äquivalenzdosis
Ziprasidon Zeldox ® (A, D)	1) Atypisches Neurolepti- kum/Antipsychotikum 2) 5-HT2/D2-Rezeptorant- agonist, Noradrenalin- u. Serotonin-Wiederauf- nahmehemmer 3) Schizophrene Psychosen 4) Günstige Effekte auf Minussymptomatik und Depressivität	1) 80–160 (oral), 10–max. 40 (i.m.) 2) Alter, Leber: Dosisreduk- tion 3) ca. 6 h 4) 80 mg Ziprasidon $\cong$ 5 mg Haloperidol
Zolpidem Bikalm® (D) Stilnox® (A, CH, D) Amsic® (D) Noctidem® (D) Pronox® (D) Zodormdura® (D) Zoldem® (A, D) Zolirin® (D) Zolpinox® (D) Ivadal® (A, CH) Mondeal® (A)	1) Hypnotikum 2) Imidazopyridinderivat; BZD-Rezeptoragonist 3) Schlafstörungen 4) Möglicherweise geringe- res Abhängigkeitspoten- tial als Benzodiazepine	1) 10 2) Alter, Leber: 5 3) 2–3 h 4) –
Zopiclon Ximovan® (D) EspaDorm® (D) Optidorm® (D) Somnosan® (D) Zodurat® (D) Zop® (D) Zopicalm® (D) Zopiclodura® (D)	1) Hypnotikum 2) Cyclopyrrolonderivat, BZD-Rezeptoragonist 3) Schlafstörungen 4) Möglicherweise geringe- res Abhängigkeitspoten- tial als Benzodiazepine	1) 7,5 2) Alter, Niere, Leber: 3,75 3) 5 h 4) –

Häufigste und typische Nebenwirkungen	Wichtige Interaktionen ↑ = Effekt wird ausgelöst, verstärkt oder erhöht ↓ = Effekt wird unterdrückt, vermindert oder gesenkt	Kontraindikationen, Warnhinweise
Benommenheit, Agitiertheit, Kopfschmerzen, Obstipation, Übelkeit, EPMS (Akathisie), Sehstörungen; QT-Verlängerung	Carbamazepin: Ziprasidonspiegel ↓; QT-Zeit-verlängernde Substanzen (z.B. Antiarrhythmika, Halofantrin, Budipin, Thioridazin, Pimozid, Mefloquin, Sertindol, Amisulprid): kontraindiziert; Ketoconazol: Ziprasidonspiegel ↑	Herzrhythmusstörungen, QT-Verlängerung; Antiarrhythmika, Thioridazin, Pimozid, Mefloquin; Stillzeit
Benommenheit	Azol-Antimykotika: Zolpidemspiegel ↑; Carbamazepin: Zolpidemspiegel ↓; Cimetidin: Zolpidemspiegel ↑; Erythromycin u. andere Makrolidantibiotika: Zolpidemspiegel ↑; Phenobarbital: Zolpidemspiegel ↓; Rifampicin: Zolpidemspiegel ↓; ZNS-dämpfende Arzneimittel u. Alkohol: Sedierung ↑	Myasthenia gravis, schwere respiratorische Insuffizienz, Schlaf-Apnoe-Syndrom, schwere Leberinsuffizienz; Schwangerschaft, Stillzeit
Benommenheit	Cimetidin: Zopiclonspiegel ↑; Erythromycin: Zopiclonspiegel ↑; Muskelrelaxantien: muskelrelaxierende Wirkung ↑; ZNS-dämpfende Arzneimittel u. Alkohol: Sedierung ↑	Myasthenia gravis, schwere respiratorische Insuffizienz, Schlaf-Apnoe-Syndrom, schwere Leberinsuffizienz; Schwangerschaft, Stillzeit

INN	Substanzcharakteristik	Dosierung incl. Halbwertszeit
Freiname	1) Stoffgruppe	1) übliche Tagesdosis in mg
	2) Pharmakologie	(für Erwachsene)
Handelsnamen	3) Indikationen	2) spezielle Dosierungen
(A, CH, D)	4) Hinweise/Wirkprofil	(Alter, eingeschränkte Nieren-
[nur Monopräparate]		bzw. Leberfunktion)
		3) Eliminationshalbwertszeit
		4) Äquivalenzdosis

Zotepin	1) Neuroleptikum	1) 75–150; stationär bis
Nipolept® (A, D)	2) Dibenzothiepinderivat	max. 450
Zoleptil® (A)	3) Schizophrene Psychosen	2) Alter, Niere, Leber: Dosis-
	4) Mittelstark antipsycho-	reduktion
	tisch, sedierend, Hin-	3) 13–16 h
	weise auf stimmungs-	4) 100 mg Zotepin $\cong$ 5 mg
	aufhellende Wirkung	Haloperidol

Zuclopenthixol	1) Neuroleptikum	1) 20–75 (Schizophrenie);
Ciatyl-Z® (D)	2) Thioxanthenderivat mit	2–40 (Unruhe bei Demenz)
Cisordinol® (A)	Piperazinalkylseitenkette	2) –
Clopixol® (CH)	3) Schizophrene Psychosen,	3) 20 h
	Manie, Erregungszu-	4) 60 mg Zuclopenthixol
	stände bei Oligophrenie,	$\cong$ 5 mg Haloperidol
	Unruhe- u. Verwirrtheits-	
	zustände bei Demenz	
	4) Mittelstark antipsycho-	
	tisch, sedierend	

Häufigste und typische Nebenwirkungen	Wichtige Interaktionen ↑ = Effekt wird ausgelöst, verstärkt oder erhöht ↓ = Effekt wird unterdrückt, vermindert oder gesenkt	Kontraindikationen, Warnhinweise
EPMS; Mundtrockenheit, Obstipation, Akkommodations- u. Miktionsstörungen, Anstieg der Leberenzyme	Anticholinergika: anticholinerge Wirkung ↑; Antihypertonika: blutdrucksenkende Wirkung ↑; Antikoagulantien: Antikoagulantien-Wirkung ↑; Carbamazepin: Zotepinspiegel ↓; Clonidin: blutdrucksenkende Wirkung ↓; Dopaminagonisten: gegenseitige Wirkungsabschwächung; Lithium: NW ↑; Opiate: Atemdepression ↑; Phenytoin: Phenytoinspiegel ↑; ZNS-dämpfende Arzneimittel u. Alkohol: Sedierung ↑	Akute Intoxikationen mit zentraldämpfenden Pharmaka u. Alkohol, Engwinkelglaukom, Pylorusstenose, Prostatahypertrophie, schwere Leber- u. Nierenfunktionsstörungen; Schwangerschaft, Stillzeit
EPMS, Müdigkeit; Mundtrockenheit, Obstipation, Akkommodations- u. Miktionsstörungen, Anstieg der Leberenzyme	Tee, Kaffee: Wirkungsverlust; Anticholinergika (z.B. Parkinsonmittel, TZA): anticholinerge Wirkung ↑; SSRI: Zuclopenthixolspiegel ↑; Antihypertonika: RR ↓; Dopaminagonisten (z.B. Parkinsonmittel): gegenseitige Wirkungsminderung; Dopaminantagonisten (z.B. Metoclopramid): EPMS ↑; Lithium: evtl. Neurotoxizität ↑; QT-Zeit-verlängernde Substanzen: Vorsicht! ZNS-dämpfende Arzneimittel u. Alkohol: Sedierung ↑	Akute Intoxikationen mit zentraldämpfenden Pharmaka u. Alkohol, Engwinkelglaukom, Pylorusstenose, Prostatahypertrophie, schwere Leber- u. Nierenfunktionsstörungen; Stillzeit

INN Freiname Handelsnamen (A, CH, D) [nur Monopräparate]	Substanzcharakteristik 1) Stoffgruppe 2) Pharmakologie 3) Indikationen 4) Hinweise/Wirkprofil	Dosierung incl. Halbwertszeit 1) übliche Tagesdosis in mg (für Erwachsene) 2) spezielle Dosierungen (Alter, eingeschränkte Nieren- bzw. Leberfunktion) 3) Eliminationshalbwertszeit 4) Äquivalenzdosis
Zuclopenthixolacetat Ciatyl-Z Acuphase® (D) Cisordinol® Acutard (A) Clopixol® Acutard (CH)	1) Neuroleptikum 2) Thioxanthenderivat mit Piperazinalkylseitenkette, verestert mit Essigsäure 3) Akute Psychosen, Manie 4) Mittelstark antipsycho- tisch. Kurzwirksame Depotform mit antipsy- chotischer Wirksamkeit für 2–3 Tage	1) 50–150 i.m. 2) – 3) ca. 32 h 4) –
Zuclopenthixol- decanoat Ciatyl-Z® Depot (D) Cisordinol® Depot (A) Clopixol® Depot (CH)	1) Neuroleptikum 2) Thioxanthenderivat mit Piperazinalkylseitenkette, verestert mit Decansäure 3) Chronische Schizo- phrenien 4) Depot-Neuroleptikum, mittelstark antipsycho- tisch	1) 200–400 i.m. alle 2–4 Wochen 2) – 3) ca. 19 Tage 4) –

Legende: AD = Antidepressivum, AM = Arzneimittel, BZD = Benzodiazepin, CBZ = Carbamazepin, DD = Differentialdiagnose, EPMS = Extrapyramidal- motorische Symptome, KG = Körpergewicht, MAOH = Monoaminoxidasehemmer, NL = Neuroleptikum, NW = Nebenwirkung, RR = Blutdruck, SSRI = Serotonin-selektive Rückaufnahme-Inhibitoren, TZA = Trizyklische Antidepressiva

Häufigste und typische Nebenwirkungen	Wichtige Interaktionen ↑ = Effekt wird ausgelöst, verstärkt oder erhöht ↓ = Effekt wird unterdrückt, vermindert oder gesenkt	Kontraindikationen, Warnhinweise
EPMS, Müdigkeit; Mundtrockenheit, Obstipation, Akkommodations- u. Miktionsstörungen, Anstieg der Leberenzyme	Siehe Zuclopenthixol	Akute Intoxikationen mit zentraldämpfenden Pharmaka u. Alkohol, Engwinkelglaukom, Pylorusstenose, Prostatahypertrophie, schwere Leber- u. Nierenfunktionsstörungen; Stillzeit
EPMS, Müdigkeit; Mundtrockenheit, Obstipation, Akkommodations- u. Miktionsstörungen, Anstieg der Leberenzyme	Siehe Zuclopenthixol	Akute Intoxikationen mit zentraldämpfenden Pharmaka u. Alkohol, Engwinkelglaukom, Pylorusstenose, Prostatahypertrophie, schwere Leber- u. Nierenfunktionsstörungen; Stillzeit

Wirkstoff-Verzeichnis (Freinamen, INN)

Acamprosat
Acetazolamid
Alprazolam
Amantadin
Amfepramon (Diethylpropion)
Amfetaminil
Amisulprid
Amitriptylin
Amitriptylinoxid
Apomorphin
Aripiprazol
Atomoxetin

Baldrian
Barbexaclon
Bencyclan
Benperidol
Benserazid (+ Levodopa)
Benzatropin
Biperiden
Bornaprin
Bromazepam
Bromocriptin
Bromperidol
Brotizolam
Budipin
Bupropion (Amfebutamon)
Buspiron

Cabergolin
Carbamazepin
Carbidopa (+ Levodopa)
Chloralhydrat
Chlordiazepoxid
Chlorpromazin
Chlorprothixen
Cinolazepam
Citalopram
Clobazam
Clomethiazol
Clomipramin
Clonazepam
Clotiapin
Cloxazolam
Clozapin
Co-dergocrin
Cyproteron

Deprenyl

Desipramin
Diazepam
Dibenzepin
Dihydroergotoxin
Dihydro-α-ergocryptin
Dikaliumclorazepat
Diphenhydramin
Disulfiram
Donepezil
Dosulepin (Dothiepin)
Doxepin
Doxylamin
Duloxetin

Entacapon
Escitalopram
Ethadion (Paramethadion)
Ethosuximid

Felbamat
Fenetyllin
Flumazenil
Flunitrazepam
Fluoxetin
Flupentixol
Flupentixoldecanoat
Fluphenazin
Fluphenazindecanoat
Flurazepam
Fluspirilen
Fluvoxamin

Gabapentin
Galantamin
Ginkgo biloba Extr.

Haloperidol
Haloperidoldecanoat
Hydroxyzin
Hypericum (Johanniskraut)

Imipramin

Ketazolam

Lamotrigin
Levetiracetam
Levodopa (L-Dopa)
Levomepromazin
Lisurid
Lithium(-salze)
Lofepramin

Loprazolam
Lorazepam
Lormetazepam

Maprotilin
Medazepam
Melperon
Memantin
Mephenytoin
Mesuximid
Methylphenidat
Metixen
Mianserin
Midazolam
Milnacipran
Mirtazapin
Moclobemid
Modafinil
Moperon

Naltrexon
Nicergolin
Nimodipin
Nitrazepam
Nordazepam (Desmethyldiazepam)
Nortriptylin

Olanzapin
Opipramol
Oxazepam
Oxcarbazepin

Paroxetin
Pemolin
Penfluridol
Perazin
Pergolid
Periciazin
Perphenazin
Perphenazinenantat
Phenobarbital
Phenytoin (Diphenylhydantoin)
Pimozid
Pipamperon
Piracetam
Pramipexol
Prazepam
Pridinol
Primidon
Procyclidin

Promazin
Promethazin
Prothipendyl
Pyritinol

Quetiapin

Reboxetin
Risperidon
Risperidon Microspheres
Rivastigmin
Ropinirol

Selegilin
Sertindol
Sertralin
Sibutramin
Sildenafil
Sulpirid
Sultiam

Tacrin
Tadalafil
Temazepam
Tetrazepam
Thioridazin
Tiagabin
Tiaprid
Topiramat
Tranylcypromin
Trazodon
Triazolam
Triflupromazin
Trihexyphenidyl
Trimipramin
Tryptophan

Valproinsäure
Vardenafil
Venlafaxin
Vigabatrin
Viloxazin

Zaleplon
Ziprasidon
Zolpidem
Zopiclon
Zotepin
Zuclopenthixol
Zuclopenthixolacetat
Zuclopenthixoldecanoat

Präparate-Verzeichnis

Abilify® > *Aripiprazol*
Adekin® (D) > *Amantadin*
Adumbran® (A, D) > *Oxazepam*
AH 3 N® (D) > *Hydroxyzin*
Akineton® (A, CH, D) > *Biperiden*
Allenopar® (A) > *Paroxetin*
Almirid® (D) > *Dihydro-α-ergocryptin*
Alpratyrol® (A) > *Alprazolam*
Aman® (D) > *Amantadin*
Amanta® (D) > *Amantadin*
Amantagamma® (D) > *Amantadin*
Amboneural® (A) > *Selegilin*
Amindan® (D) > *Selegilin*
Amineurin® (D) > *Amitriptylin*
Amioxid® (D) > *Amitriptylinoxid*
Amixx® (D) > *Amantadin*
Amsic® (D) > *Zolpidem*
AN 1® (D) > *Amfetaminil*
Anafranil® (A, CH, D) > *Clomipramin*
Androcur® (A, CH, D) > *Cyproteron*
Anexate® (A, CH, D) > *Flumazenil*
Antabus® (A, CH, D) > *Disulfiram*
Antelepsin® (D) > *Clonazepam*
Antipark® (D) > *Selegilin*
Anxiolit® (A, CH) > *Oxazepam*
Apertia® (A) > *Citalopram*
Aphenylbarbit® (CH) > *Pheno-barbital*
Apo Go® (A, D) > *Apomorphin*
Apomorphin-Amp. (D) > *Apomorphin*
Apomorphinium chloratum® (CH) > *Apomorphin*
Aponal® (D) > *Doxepin*
Ardeyceryl® (D) > *Pyritinol*
Ardeydorm® (D) > *Tryptophan*
Ardeytropin® (D) > *Tryptophan*
Aricept® (A, CH, D) > *Donepezil*
Arminol® (D) > *Sulpirid*
Artane® (A, CH, D) > *Trihexyphenidyl*
Atarax® (A, CH, D) > *Hydroxyzin*
Ativan® (CH) > *Lorazepam*
Atosil® (D) > *Promethazin*
Aurobemid ® (A) > *Moclobemid*
Aurorix® (A, CH, D) > *Moclobemid*
Avigilen® (D) > *Piracetam*
Axura® (D) > *Memantin*
Azutranquil® (D) > *Oxazepam*

Baldrian Dispert® (D) > *Baldrian*
Bedorma® (CH) > *Diphenhydramin*
Belivon® (A) > *Risperidon*
Benocten® (CH) > *Diphenhydramin*
Bespar® (D) > *Buspiron*
Bikalm® (D) > *Zolpidem*
Bromazanil® (D) > *Bromazepam*
bromazep® (D) > *Bromazepam*
Bromed® (A) > *Bromocriptin*
Bromocrel® (D) > *Bromocriptin*
Buronil® (A) > *Melperon*
Buspar® (A, CH) > *Buspiron*

Cabaser® (CH) > *Cabergolin*
Cabaseril® (A, D) > *Cabergolin*
Calmaben® (A) > *Diphenhydramin*
Campral® (A, CH, D) > *Acamprosat*
Captagon® (D) > *Fenetyllin*
Carbabeta® (D) > *Carbamazepin*
Carbadura® (D) > *Carbamazepin*
Carbaflux® (D) > *Carbamazepin*
Carbagamma® (D) > *Carbamazepin*
Carbium® (D) > *Carbamazepin*
Cassadan® (D) > *Alprazolam*
Cehapark® (A) > *Bromocriptin*
Cerebroforte® (D) > *Piracetam*
Cerebryl® (A) > *Piracetam*
Ceredopa® (A) > *Levodopa (L-Dopa)*
Ceremin® (A) > *Ginkgo biloba*
Cerepar N® (D) > *Piracetam*
Chloraldurat® (CH, D) > *Chloral-hydrat*
Chlorazin® (CH) > *Chlorpromazin*
Cialis® (A, CH, D) > *Tadalafil*
Ciatyl-Z Acuphase® (D) > *Zuclopen-thixolacetat*
Ciatyl-Z® (D) > *Zuclopenthixol*
Ciatyl-Z® Depot (D) > *Zuclopenthixol-decanoat*
Cilex® (D) > *Citalopram*
Cipralex® (CH, D) > *Escitalopram*
Cipram® (A) > *Citalopram*
Cipramil® (D) > *Citalopram*
Circanol® (D) > *Dihydroergotoxin*
Circo-Maren® (D) > *Nicergolin*
Cisordinol® (A) > *Zuclopenthixol*
Cisordinol® Acutard (A) > *Zuclopen-thixolacetat*

Cisordinol® Depot (A) > *Zuclopenthi-xoldecanoat*
Citadura® (D) > *Citalopram*
Clopixol® (CH) > *Zuclopenthixol*
Clopixol® Acutard (CH) > *Zuclopen-thixolacetat*
Clopixol® Depot (CH) > *Zuclopenthixoldecanoat*
Closin® (D) > *Promethazin*
Co-Dergocrin® (A) > *Dihydroergo-toxin*
Cogentin® (A) > *Benzatropin*
Cognex® (D) > *Tacrin*
Cognitiv® (A) > *Selegilin*
Comtan® (CH) > *Entacapon*
Comtess® (D) > *Entacapon*
Concerta® (D) > *Methylphenidat*
Convulex® (A, CH, D) > *Valproinsäure* (Dipropylacetat)
Convulsofin® (D) > *Valproinsäure* (Dipropylacetat)
Craton® (D) > *Ginkgo biloba*
Cripar® (CH, D) > *Dihydro-α-ergocryptin*
Curandron®(A) > *Cyproteron*
Cuvalit® (D) > *Lisurid*
Cuxabrain® (D) > *Piracetam*
Cymbalta® > *Duloxetin*
Cyral® (A) > *Primidon*

Dalcipran® (A) > *Milnacipran*
Dalmadorm® (CH, D) > *Flurazepam*
Dapotum® (A, CH, D) > *Fluphenazin*
Dapotum® D (A, CH, D) > *Fluphenazindecanoat*
DCCK® (D) > *Dihydroergotoxin*
Decentan® (A, D) > *Perphenazin*
Decentan® Depot (D) > *Perphenazin-enantat*
Defluina N® (D) > *Dihydroergotoxin*
Deleptin® (A) > *Carbamazepin*
Delpral® (A) > *Tiaprid*
Demetrin® (A, CH, D) > *Prazepam*
Depakine® (A, CH) > *Valproinsäure* (Dipropylacetat)
Deprenorm® (D) > *Moclobemid*
Deprilept® (D) > *Maprotilin*
Deroxat® (CH) > *Paroxetin*

Diamox® (A, CH, D) > *Acetazolamid*
Diazep® (D) > *Diazepam*
Dipiperon® (CH, D) > *Pipamperon*
Distraneurin® (CH, D) > *Clomethiazol*
Diuramid® (D) > *Acetazolamid*
Dogmatil® (A, CH, D) > *Sulpirid*
Dolestan® (D) > *Diphenhydramin*
Dominal® (A, D) > *Prothipendyl*
Doneurin® (D) > *Doxepin*
Dopaflex® (D) > *Levodopa (L-Dopa)*
Dopamed® (A) > *Benserazid* (+ Levo-dopa)
Dopergin® (A, CH, D) > *Lisurid*
Dorehydrin® (A) > *Dihydroergotoxin*
Dormalon® (D) > *Nitrazepam*
Dormicum® (A, CH, D) > *Midazolam*
Dormo-Puren® (D) > *Nitrazepam*
Dostinex® (A, CH, D) > *Cabergolin*
Doxepia® (D) > *Doxepin*
Duogink® (D) > *Ginkgo biloba*
duralozam® (D) > *Lorazepam*
durazanil® (D) > *Bromazepam*
durazepam® (D) > *Oxazepam*

Eatan® N (D) > *Nitrazepam*
Ebixa® (D) > *Memantin*
Edronax® (A, CH, D) > *Reboxetin*
Efectin® (A) > *Venlafaxin*
Efexor® (CH) > *Venlafaxin*
Elcrit® (D) > *Clozapin*
Eldoral® (D) > *Trimipramin*
Elpenor® (D) > *Carbamazepin*
Elroquil N® (D) > *Hydroxyzin*
Emolone® (D) > *Valproinsäure* (Dipropylacetat)
Encephabol® (A, D) > *Pyritinol*
Encetrop® (D) > *Piracetam*
Enirant N® (D) > *Dihydroergotoxin*
Ennos® (A) > *Paroxetin*
Entumin® (CH) > *Clotiapin*
Epanutin® (A, CH, D) > *Phenytoin* (Diphenylhydantoin)
Epilan-D® (A) > *Phenytoin* (Diphenyl-hydantoin)
Epilan-Gerot® (A) > *Mephenytoin*
Epilantin® (CH) > *Phenytoin* (Diphenylhydantoin)
Equasym® (D) > *Methylphenidat*

Equilibrin® (D) > *Amitriptylinoxid*
Ergenyl® (D) > *Valproinsäure*
(Dipropylacetat)
ergobel® (D) > *Nicergolin*
Ergocalm® (D) > *Lormetazepam*
Ergodesit® (D) > *Dihydroergotoxin*
Ergohydrin® (CH) > *Dihydroergotoxin*
Ergomed® (A) > *Dihydroergotoxin*
Ergotop® (A) > *Nicergolin*
ergotox® (D) > *Dihydroergotoxin*
Esbericum® (D) > *Hypericum* (Johan-
niskraut)
EspaDorm® (D) > *Zopiclon*
Espadox® (D) > *Doxepin*
Espalepsin® (D) > *Carbamazepin*
EspaValept® (D) > *Valproinsäure*
(Dipropylacetat)
Eunerpan® (D) > *Melperon*
Euplix ® (D) > *Paroxetin*
Eusedon mono® (D) > *Promethazin*
Exelon® (A, CH, D) > *Rivastigmin*

Faustan® (D) > *Diazepam*
Felicium® (A) > *Fluoxetin*
Felixsan® (A) > *Fluvoxamin*
Fevarin® (D) > *Fluvoxamin*
Finlepsin ® (D) > *Carbamazepin*
Flor ex® (CH) > *Fluvoxamin*
Floxyfral® (A, CH) > *Fluvoxamin*
Fluanxol® (A, CH, D) > *Flupentixol*
Fluanxol® Depot (A, CH, D) > *Flupen-
tixoldecanoat*
Fluctin® (D) > *Fluoxetin*
Fluctine® (A, CH) > *Fluoxetin*
Fludilat® (CH, D) > *Bencyclan*
Fluneurin® (D) > *Fluoxetin*
Flunibeta® (D) > *Flunitrazepam*
Flunimerck® (D) > *Flunitrazepam*
Fluninoc® (D) > *Flunitrazepam*
Fluocim® (CH) > *Fluoxetin*
Fluox® (D) > *Fluoxetin*
Fluoxa® (D) > *Fluoxetin*
Fluoxifar® (CH) > *Fluoxetin*
Flusol® (CH) > *Fluoxetin*
Fluvohexal® (D) > *Fluvoxamin*
Fluvoxadura® (D) > *Fluvoxamin*
Fluxet® (D) > *Fluoxetin*
Fokalepsin® (D) > *Carbamazepin*

Frisium® (A, D) > *Clobazam*
Froidir® (A) > *Clozapin*
Futuril® (D) > *Citalopram*

Gabitril® (CH, D) > *Tiagabin*
Gamonil® (CH, D) > *Lofepramin*
Geriaforce® (CH) > *Ginkgo biloba*
Gerodorm® (A) > *Cinolazepam*
Gewacalm® (A) > *Diazepam*
Gingiloba® (D) > *Ginkgo biloba*
Gingium® (D) > *Ginkgo biloba*
Gingobeta® (D) > *Ginkgo biloba*
Gingopret® (D) > *Ginkgo biloba*
Gingosol® (CH) > *Ginkgo biloba*
Ginkobil® (D) > *Ginkgo biloba*
Ginkodilat® (D) > *Ginkgo biloba*
Ginkopur® (D) > *Ginkgo biloba*
Gittalun® (D) > *Doxylamin*
Gityl® (D) > *Bromazepam*
Gladem® (A, CH, D) > *Sertralin*
Glaxopar® (A) > *Paroxetin*
Glianimon® (D) > *Benperidol*
Guttanotte® (A) > *Flunitrazepam*

Halbmond® (D) > *Diphenhydramin*
Halcion® (A, CH, D) > *Triazolam*
Haldol® (A, CH, D) > *Haloperidol*
Haldol® decanoas (CH) > *Haloperidol-
decanoat*
Haldol® decanoat (A, D) >
Haloperidoldecanoat
Haloneural® (D) > *Haloperidol*
Haloper® (D) > *Haloperidol*
Harmosin® (D) > *Melperon*
Helarium® (D) > *Hypericum* (Johan-
niskraut)
Herphonal® (D) > *Trimipramin*
Hofcomant® (A) > *Amantadin*
Hoggar N® (D) > *Doxylamin*
Hopacem® (D) > *Mianserin*
Hovasin® (A) > *Baldrian*
Hydergin® (A, CH, D) > *Dihydroergo-
toxin*
Hydiphen® (D) > *Clomipramin*
Hydro-Cebral® (D) > *Dihydroergo-
toxin*
Hyperforat® (CH, D) > *Hypericum*
(Johanniskraut)

Hyperiplant® (CH) > *Hypericum* (Johanniskraut)
Hypnorex® (D) > *Lithium(-salze)*

Idom® (D) > *Dosulepin* (Dothiepin)
Imap® (CH, D) > *Fluspirilen*
imeson® (CH, D) > *Nitrazepam*
Impromen® (D) > *Bromperidol*
Insidon® (A, CH, D) > *Opipramol*
Intrasil® (D) > *Sulpirid*
isicom® (D) > *Carbidopa* (+Levodopa)
Isoginkgo® (D) > *Ginkgo biloba*
Ivadal® (A, CH) > *Zolpidem*
Ixel® (A, CH) > *Milnacipran*

Jarsin® (A, D) > *Hypericum* (Johanniskraut)
Jatrosom N® (D) > *Tranylcypromin*
Jumex® (A) > *Selegilin*
Jumexal® (CH) > *Selegilin*
Jutagilin® (D) > *Selegilin*

Kalma® (A, D) > *Tryptophan*
Kaveri® (D) > *Ginkgo biloba*
Kemadrin® (A, CH) > *Procyclidin*
Keppra® (A, CH, D) > *Levetiracetam*
kirim® (D) > *Bromocriptin*

Lamictal® (A, CH, D) > *Lamotrigin*
Lamra® (D) > *Diazepam*
Lanolept®(A) > *Clozapin*
Largactil® (CH) > *Chlorpromazin*
Laubeel® (D) > *Lorazepam*
Lendorm® (A) > *Brotizolam*
Lendormin® (CH, D) > *Brotizolam*
Leponex® (A, CH, D) > *Clozapin*
Leptilan® (D) > *Valproinsäure* (Dipropylacetat)
leukominerase® (D) > *Lithium(-salze)*
Levanxol® (A) > *Temazepam*
Levitra® (A, CH, D) > *Vardenafil*
Levium® (D) > *Levomepromazin*
Levobens® (A) > *Benserazid* (+ Levodopa)
Levocarb® (D) > *Carbidopa* (+ Levodopa)
Levocomp® (D) > *Carbidopa* (+ Levodopa)

Levodop® (D) > *Carbidopa* (+ Levodopa)
Levodopa comp® (D) > *Benserazid* (+ Levodopa)
Levopar® (D) > *Benserazid* (+ Levodopa)
Lexostad® (D) > *Bromazepam*
Lexotanil® (A, CH, D) > *Bromazepam*
Li 450® (D) > *Lithium(-salze)*
Libernal® (D) > *Melperon*
Librium® (D) > *Chlordiazepoxid*
Limbatril mono® (D) > *Amitriptylin*
Liskantin® (D) > *Primidon*
Litarex® (CH) > *Lithium(-salze)*
Lithiofor® (CH, D) > *Lithium(-salze)*
Lithium Apogepha® (D) > *Lithium (-salze)*
Lithium-Duriles® (D) > *Lithium (-salze)*
Loramet® (CH) > *Lormetazepam*
Lorasifar® (CH) > *Lorazepam*
Loretam® (D) > *Lormetazepam*
Lubalix® (CH) > *Cloxazolam*
Ludilat® (A) > *Bencyclan*
Ludiomil® (A, CH, D) > *Maprotilin*
Luminal® (D) > *Phenobarbital*
Luminaletten® (D) > *Phenobarbital*
Luvased mono® (D) > *Baldrian*
Luvatren® (CH) > *Moperon*
Lyogen® (CH, D) > *Fluphenazin*
Lyogen® Depot (D) > *Fluphenazin-decanoat*
Lyorodin® (D) > *Fluphenazin*

Madopar® (A, CH, D) > *Benserazid* (+ Levodopa)
Maliasin® (A, CH, D) > *Barbexaclon*
MAOtil® (D) > *Selegilin*
Maprolu® (A, D) > *Maprotilin*
Mareen® (D) > *Doxepin*
Medianox® (CH) > *Chloralhydrat*
Medikinet® (D) > *Methylphenidat*
Melleril® (A, CH, D) > *Thioridazin*
Melneurin® (D) > *Melperon*
Meproxam® (D) > *Oxazepam*
Mereprine® (CH, D) > *Doxylamin*
Meresa® (A, D) > *Sulpirid*
Meridia® (A) > *Sibutramin*

Merlit® (A) > *Lorazepam*
Miabene® (A) > *Mianserin*
Mianeurin® (D) > *Mianserin*
Minozinan® (CH) > *Levomepromazin*
Mirapexin ® (A) > *Pramipexol*
Mirfudorm® (D) > *Oxazepam*
Mobiforton® (D) > *Tetrazepam*
Moclix® (D) > *Moclobemid*
Moclo A® (CH) > *Moclobemid*
Moclobeta® (D) > *Moclobemid*
Moclodura® (D) > *Moclobemid*
Moclonorm® (D) > *Moclobemid*
Modasomil® (A, CH) > *Modafinil*
Mogadan® (D) > *Nitrazepam*
Mogadon® (CH) > *Nitrazepam*
Mondeal® (A) > *Zolpidem*
Mono Demetrin® (D) > *Prazepam*
Motivone® (D) > *Fluoxetin*
Movergan® (D) > *Selegilin*
Multum® (D) > *Chlordiazepoxid*
Musapam® (D) > *Tetrazepam*
Musaril® (D) > *Tetrazepam*
Muskelat® (D) > *Tetrazepam*
Mutan® (A) > *Fluoxetin*
Mylepsinum® (D) > *Primidon*
Myolastan® (A) > *Tetrazepam*
Myoson® (D) > *Pridinol*
Myospasmal® (D) > *Tetrazepam*
Mysoline® (A, CH) > *Primidon*

Nacom® (D) > *Carbidopa* (+ Levo-
dopa)
Nemexin® (A, CH, D) > *Naltrexon*
neo OPT® (D) > *Bromazepam*
Neogama® (D) > *Sulpirid*
Nervifène® (CH) > *Chloralhydrat*
Nervipan® (CH) > *Baldrian*
Neuleptil® (CH) > *Periciazin*
Neuril® (A) > *Melperon*
Neurocil® (D) > *Levomepromazin*
Neurolepsin® (A) > *Lithium(-salze)*
Neurolytril® (D) > *Diazepam*
Neurontin® (A, CH, D) > *Gabapentin*
Neurotop® (A) > *Carbamazepin*
Nicerium® (D) > *Nicergolin*
Nimotop® (A, CH, D) > *Nimodipin*
Nipolept® (A, D) > *Zotepin*
Nivalin® (A) > *Galantamin*

Nobrium® (CH) > *Medazepam*
Noctal® (A) > *Amantadin*
Noctamid® (A, CH, D) > *Lormetaze-
pam*
Noctidem® (D) > *Zolpidem*
Noctor® (A) > *Diphenhydramin*
Nootrop® (D) > *Piracetam*
Nootropil® (A, CH) > *Piracetam*
Norkotral Tema® (D) > *Temazepam*
Normabrain® (D) > *Piracetam*
Normison® (CH) > *Temazepam*
Normoc® (D) > *Bromazepam*
Nortrilen® (A, CH, D) > *Nortriptylin*
Novanox® (D) > *Nitrazepam*
Noveril® (A, CH, D) > *Dibenzepin*
Novocephal® (A) > *Piracetam*
Novoprotect® (D) > *Amitriptylin*
Nozinan® (A, CH) > *Levomepromazin*

Omca® (D) > *Fluphenazin*
Optidorm® (D) > *Zopiclon*
Orap® (A, CH, D) > *Pimozid*
Orfiril® (CH, D) > *Valproinsäure*
(Dipropylacetat)
Orphol® (D) > *Dihydroergotoxin*
Osnervan® (D) > *Procyclidin*
Ospolot® (A, D) > *Sultiam*
Oxahexal® (A) > *Oxazepam*
Oxet® (D) > *Paroxetin*

Paceum® (CH) > *Diazepam*
Parkinsan® (D) > *Budipin*
Parkopan® (D) > *Trihexyphenidyl*
Parkotil® (D) > *Pergolid*
Parks 12® (D) > *Pridinol*
Parlodel® (A, CH, D) > *Bromocriptin*
Paroglax® (A) > *Paroxetin*
Parolich® (D) > *Paroxetin*
Paroxat® (A, D) > *Paroxetin*
Paroxedura® (D) > *Paroxetin*
Permax® (A, CH) > *Pergolid*
Pertofran® (A) > *Desipramin*
Petidion® (A, CH) > *Ethadion* (Para-
methadion)
Petinimid® (A, CH) > *Ethosuximid*
Petinutin® (A, CH, D) > *Mesuximid*
Petnidan® (D) > *Ethosuximid*
Petylyl® (D) > *Desipramin*

Phenergan® (CH) > *Promethazin*
Phenhydan® (A, CH, D) > *Phenytoin* (Diphenylhydantoin)
Pirabene® (A) > *Piracetam*
Piracebral® (D) > *Piracetam*
Piracetrop® (D) > *Piracetam*
Pirax® (CH) > *Piracetam*
PK-Levo® (D) > *Benserazid* (+ Levo-dopa)
PK-Merz® (A, CH, D) > *Amantadin*
Planum® (D) > *Temazepam*
Positivum® (A) > *Fluoxetin*
Pram® (A) > *Citalopram*
Pravidel® (D) > *Bromocriptin*
Praxiten® (A, D) > *Oxazepam*
Prazine® (CH) > *Promazin*
Prefamone® (CH) > *Amfepramon* (Diethylpropion)
Priadel® (CH) > *Lithium(-salze)*
Prisma® (D) > *Mianserin*
Pro-Epanutin® (A) > *Phenytoin* (Diphenylhydantoin)
Progeril® (CH) > *Dihydroergotoxin*
Prolacam® (A) > *Lisurid*
Promethawern® (D) > *Promethazin*
Pronervon T® (D) > *Temazepam*
Proneurin® (D) > *Promethazin*
Pronox® (D) > *Zolpidem*
Propaphenin® (D) > *Chlorpromazin*
Protactyl® (D) > *Promazin*
Prothazin® (D) > *Promethazin*
Protiaden® (CH) > *Dosulepin* (Dothiepin)
Pryleugan® (D) > *Imipramin*
Psychopax® (A, CH) > *Diazepam*
Psychotonin® (A, D) > *Hypericum* (Johanniskraut)
Psyquil® (A, D) > *Triflupromazin*

Quilonorm® (A, CH) > *Lithium (-salze)*
Quilonum® (D) > *Lithium(-salze)*
Quomen® (A) > *Bupropion* (Amfebutamon)

Radedorm® (D) > *Nitrazepam*
Radepur® (D) > *Chlordiazepoxid*
Recvalysat® (D) > *Baldrian*
Reductil® (A, CH, D) > *Sibutramin*

Regenon® (CH) > *Amfepramon* (Diethylpropion)
Regepar® (A, CH) > *Selegilin*
Remergil ® (D) > *Mirtazapin*
Remeron® (A, CH) > *Mirtazapin*
Remestan® (A, CH, D) > *Temazepam*
Reminyl (A, CH, D) > *Galantamin*
Remotiv® (A, D) > *Hypericum* (Johanniskraut)
Requip® (A, CH, D) > *Ropinirol*
Resimatil® (D) > *Primidon*
Restex® (D) > *Benserazid* (+ Levo-dopa)
Revia® (A) > *Naltrexon*
Rilex® (D) > *Tetrazepam*
Rimoc® (D) > *Moclobemid*
Risperdal Consta® (A, CH, D) > *Risperidon Microspheres*
Risperdal® (A, CH, D) > *Risperidon*
Ritalin® (A, CH, D) > *Methylphenidat*
Rivotril® (A, CH, D) > *Clonazepam*
Rohypnol® (A, CH, D) > *Flunitrazepam*
Rökan® (D) > *Ginkgo biloba*
Rudotel® (D) > *Medazepam*
Rusedal® (D) > *Medazepam*

Sabril® (A, CH, D) > *Vigabatrin*
Sanalepsi N® (CH) > *Doxylamin*
Saroten® (A, CH, D) > *Amitriptylin*
SE Ginkgo® (D) > *Ginkgo biloba*
Sedaplus® (D) > *Doxylamin*
Sedariston® (D) > *Hypericum* (Johanniskraut)
Sedazin® (CH) > *Lorazepam*
Selecim® (CH) > *Selegilin*
Selegam® (D) > *Selegilin*
Selepark® (D) > *Selegilin*
Selgimed® (D) > *Selegilin*
Semap® (A, CH) > *Penfluridol*
Sepram® (A, D) > *Citalopram*
Serdolect® > *Sertindol*
Seresta® (CH) > *Oxazepam*
Serital® (D) > *Citalopram*
Sermion® (A, CH, D) > *Nicergolin*
Serocryptin® (CH) > *Bromocriptin*
Seropram® (A, CH) > *Citalopram*
Seroquel® (A, CH, D) > *Quetiapin*

Seroxat® (A, D) > *Paroxetin*
Serpax® (CH) > *Oxazepam*
Sifrol® (A, CH, D) > *Pramipexol*
Sigacalm® (D) > *Oxazepam*
Sigaperidol® (D, CH) > *Haloperidol*
Silin® (D) > *Selegilin*
Sinapsan® (D) > *Piracetam*
Sinemet® (A, CH) > *Carbidopa*
   (+Levodopa)
Sinequan® (A) > *Doxepin*
Sinophenin® (D) > *Promazin*
Sinquan® (CH, D) > *Doxepin*
Sirtal® (A, D) > *Carbamazepin*
Sleepia® (A, CH, D) > *Diphenhydramin*
Solatran® (CH) > *Ketazolam*
Solevita® (CH) > *Hypericum* (Johan-
   niskraut)
Solian® (A, CH, D) > *Amisulprid*
Solvex® (D) > *Reboxetin*
Somagerol® (D) > *Lorazepam*
Somnosan® (D) > *Zopiclon*
Somnubene® (A) > *Flunitrazepam*
Sonata ® (CH, D) > *Zaleplon*
Sonin® (D) > *Loprazolam*
Sormodren® (A, D) > *Bornaprin*
Sponsin® (D) > *Dihydroergotoxin*
Stangyl® (D) > *Trimipramin*
Staurodorm Neu® (D) > *Flurazepam*
Staurodorm® (A) > *Flurazepam*
Stesolid® (A, CH, D) > *Diazepam*
Stilnox® (A, CH, D) > *Zolpidem*
Stilny® (A) > *Nordazepam*
   (Desmethyldiazepam)
Stimul® (CH) > *Pemolin*
Strattera® (z. Zt. noch nicht im Han-
   del) > *Atomoxetin*
Striaton® (D) > *Carbidopa* (+Levodopa)
Sulp® (D) > *Sulpirid*
Sulpivert® (D) > *Sulpirid*
Surmontil® (CH) > *Trimipramin*
Suxilep® (D) > *Ethosuximid*
Suxinutin® (A, CH, D) > *Ethosuximid*
Symfona® (CH) > *Ginkgo biloba*
Symmetrel® (CH) > *Amantadin*
Syneudon® (D) > *Amitriptylin*

Tafil® (D) > *Alprazolam*
Tagonis ® (D) > *Paroxetin*

Taloxa® (A, D) > *Felbamat*
Tanakene® (CH) > *Ginkgo biloba*
Tavor® (D) > *Lorazepam*
Taxilan® (D) > *Perazin*
Tebofortan® (A) > *Ginkgo biloba*
Tebofortin® (CH) > *Ginkgo biloba*
Tebonin® (A, D) > *Ginkgo biloba*
Tegretal® (D) > *Carbamazepin*
Tegretol® (A, CH) > *Carbamazepin*
temazep® (D) > *Temazepam*
Temesta® (A, CH) > *Lorazepam*
Tesoprel® (D) > *Bromperidol*
Thombran® (D) > *Trazodon*
Tiapridal® (CH) > *Tiaprid*
Tiapridex® (D) > *Tiaprid*
Timonil® (D, CH) > *Carbamazepin*
Timox® (D) > *Oxcarbazepin*
Tisercin® (D) > *Levomepromazin*
Tofranil® (A, CH, D) > *Imipramin*
Tolid® (D) > *Lorazepam*
Tolvin® (D) > *Mianserin*
Tolvon® (A, CH) > *Mianserin*
Toniform® (D) > *Carbidopa* (+ Levo-
   dopa)
Topamax® (A, CH, D) > *Topiramat*
Tradon® (D) > *Pemolin*
Tranquase® (D) > *Diazepam*
Tranxilium N® (D) > *Nordazepam*
   (Desmethyldiazepam)
Tranxilium® (A, CH, D) >
   Dikaliumclorazepat
tregor® (D) > *Amantadin*
Tremarit® (D) > *Metixen*
Tresleen® (A) > *Sertralin*
Trevilor® (D) > *Venlafaxin*
Trilafon® (CH) > *Perphenazin*
Trileptal ® (A, CH, D) > *Oxcarbazepin*
Trimidura® (D) > *Trimipramin*
Trimineurin® (D) > *Trimipramin*
Trittico® (A, CH) > *Trazodon*
Truxal® (A, CH, D) > *Chlorprothixen*
Truxaletten® (A, CH) > *Chlorprothixen*
Tryptizol® (A, CH) > *Amitriptylin*
Tymelyt® (A) > *Lofepramin*

Umbrium® (A) > *Diazepam*
Umprel® (A) > *Bromocriptin*
Urbanyl® (CH) > *Clobazam*

Uskan® (CH, D) > *Oxazepam*

Valdispert® (A, D) > *Baldrian*
Valin Baldrian® (A) > *Baldrian*
Valiquid® (D) > *Diazepam*
Valium® (A, CH, D) > *Diazepam*
Valocordin Diazepam® (D) > *Diazepam*
Valprodura® (D) > *Valproinsäure* (Dipropylacetat)
Valproflux® (D) > *Valproinsäure* (Dipropylacetat)
Valprolept® (D) > *Valproinsäure* (Dipropylacetat)
Valprona® (D) > *Valproinsäure* (Dipropylacetat)
Vegesan® (CH) > *Nordazepam* (Desmethyldiazepam)
Viagra® (A, CH, D) > *Sildenafil*
Vigil® (D) > *Modafinil*
Virucid® (A) > *Amantadin*
Vivalan® (D) > *Viloxazin*

Xanax® (CH, D) > *Alprazolam*
Xanor® (A) > *Alprazolam*
Xerenal® (A) > *Dosulepin* (Dothiepin)
Xilopar® (D) > *Selegilin*
Ximovan® (D) > *Zopiclon*

Zeldox ® (A, D) > *Ziprasidon*
Zentropil® (D) > *Phenytoin* (Diphenylhydantoin)
Zodormdura® (D) > *Zolpidem*
Zodurat® (D) > *Zopiclon*
Zoldem® (A, D) > *Zolpidem*
Zoleptil® (A) > *Zotepin*
Zolirin® (D) > *Zolpidem*
Zoloft® (CH, D) > *Sertralin*
Zolpinox® (D) > *Zolpidem*
Zop® (D) > *Zopiclon*
Zopicalm® (D) > *Zopiclon*
Zopiclodura® (D) > *Zopiclon*
Zyban® (A, CH, D) > *Bupropion* (Amfebutamon)
Zyprexa® (A, CH, D) > *Olanzapin*

SpringerMedizin

M. Gerlach, A. Warnke,
Ch. Wewetzer (Hrsg.)

Neuro-Psychopharmaka
im Kindes- und Jugendalter

Grundlagen und Therapie

2003. Etwa 300 Seiten. Zahlreiche farbige Abbildungen.
Gebunden etwa **EUR 50,–**, sFr 80,–
ISBN 3-211-00825-X
Erscheint Oktober 2003

Dieses Buch vermittelt einen umfassenden Überblick
über das aktuelle Wissen auf dem Gebiet der Neuro-
psychopharmakologie im Kindes- und Jugendalter.
Im ersten Teil werden die Grundlagen der Neuro-Psy-
chopharmakologie dargelegt. Rechtliche und ethische
Fragen im Praxisalltag werden eingehend erörtert.
Im speziellen Teil werden die verschiedenen Arznei-
stoffgruppen ausführlich behandelt. Im dritten Teil
wird die störungsspezifische und symptomorientierte
Medikation praxisorientiert beschrieben und kritisch
bewertet, so dass der Arzt über eine klare Handlungs-
anleitung verfügt. Das Lehrbuch und Nachschlagewerk besticht durch die komprimierte und einheitliche
Darstellung mit vielen zweifarbigen Tabellen, Schemata
und Abbildungen. Es wendet sich an Kinder- und Ju-
gendpsychiater und -psychotherapeuten, Pädiater, All-
gemeinärzte, Psychologen, Pflegekräfte und Lehrer.

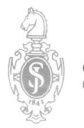

SpringerWienNewYork

A-1201 Wien, Sachsenplatz 4–6, P.O.Box 89, Fax +43.1.330 24 26, e-mail: books@springer.at, www.springer.at
D-69126 Heidelberg, Haberstraße 7, Fax +49.6221.345-4229, e-mail: orders@springer.de
USA, Secaucus, NJ 07096-2485, P.O. Box 2485, Fax +1.201.348-4505, e-mail: orders@springer-ny.com
EBS, Japan, Tokyo 113, 3–13, Hongo 3-chome, Bunkyo-ku, Fax +81.3.38 18 08 64, e-mail: orders@svt-ebs.co.jp

SpringerMedizin

Manfred Gerlach,
Heinz Reichmann, Peter Riederer

Die Parkinson-Krankheit

Grundlagen, Klinik, Therapie

Unter Mitarbeit von W. Götz und U. Sommer.
Dritte, überarbeitete und erweiterte Auflage.
2003. XVII, 368 Seiten. 66 zum Teil farbige Abbildungen.
Gebunden **EUR 49,–**, sFr 78,50
ISBN 3-211-83884-8

Dieses grundlegende Lehr- und Nachschlagewerk stellt kompetent, komprimiert und fächerübergreifend das aktuelle Wissen über die Parkinson-Krankheit dar. Es ist im deutschsprachigen Raum das erste und einzige Buch, das umfassend pathologische und pathophysiologische Grundlagen, experimentelle Modelle, Klinik und Therapie der Parkinson-Krankheit beschreibt. Darüber hinaus werden auch dem interessierten Patienten und Laien wichtige Informationen geboten.

Die Stärken des Buches liegen in der klaren Darstellung komplexer Sachverhalte, der anschaulichen Bebilderung und in der Verwendung zahlreicher Übersichtstabellen. Eindrucksvoll ist auch der historische Bezug, der sowohl Studenten, wie auch interessierten Wissenschaftern und Medizinern die fundamentalen Beiträge früherer Forschergenerationen vor Augen hält.

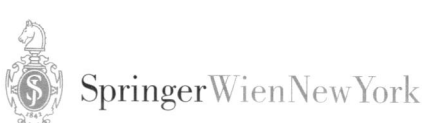

SpringerWienNewYork

A-1201 Wien, Sachsenplatz 4–6, P.O.Box 89, Fax +43.1.330 24 26, e-mail: books@springer.at, www.springer.at
D-69126 Heidelberg, Haberstraße 7, Fax +49.6221.345-4229, e-mail: orders@springer.de
USA, Secaucus, NJ 07096-2485, P.O. Box 2485, Fax +1.201.348-4505, e-mail: orders@springer-ny.com
EBS, Japan, Tokyo 113, 3–13, Hongo 3-chome, Bunkyo-ku, Fax +81.3.38 18 08 64, e-mail: orders@svt-ebs.co.jp

SpringerPsychiatrie

Peter Riederer, Gerd Laux,
Walter Pöldinger † (Hrsg.)

Neuro-Psychopharmaka

Ein Therapie-Handbuch

Band 1
Allgemeine Grundlagen der Pharmakopsychiatrie
1992. XV, 524 Seiten. 70 Abbildungen.
Geb. **EUR 66,–**, sFr 102,50. Vorzugspreis: EUR 52,80, sFr 84,50
(bei Abnahme der Bände 1–6)
ISBN 3-211-82209-7

Band 2
Tranquilizer und Hypnotika
1995. XII, 416 Seiten. 91 Abbildungen.
Geb. **EUR 61,–**, sFr 95,–. Vorzugspreis: EUR 48,80, sFr 78,50
(bei Abnahme der Bände 1–6)
ISBN 3-211-82210-0

Band 3
Antidepressiva, Phasenprophylaktika
und Stimmungsstabilisierer
Zweite, neu bearbeitete Auflage.
2002. XVIII, 969 Seiten. Zahlreiche Abbildungen.
Geb. **EUR 148,–**, sFr 223,50. Vorzugspreis: EUR 118,40, sFr 179,–
(bei Abnahme der Bände 1–6)
ISBN 3-211-83647-0

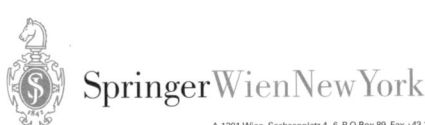

SpringerWienNewYork

A-1201 Wien, Sachsenplatz 4–6, P.O.Box 89, Fax +43.1.330 24 26, e-mail: books@springer.at, www.springer.at
D-69126 Heidelberg, Haberstraße 7, Fax +49.6221.345-4229, e-mail: orders@springer.de
USA, Secaucus, NJ 07096-2485, P.O. Box 2485, Fax +1.201.348-4505, e-mail: orders@springer-ny.com
EBS, Japan, Tokyo 113, 3–13, Hongo 3-chome, Bunkyo-ku, Fax +81.3.38 18 08 64, e-mail: orders@svt-ebs.co.jp

Springer Psychiatrie

Band 4

Neuroleptika

Zweite, neu bearbeitete Auflage.

1998. XIV, 536 Seiten. 135 Abbildungen.

Geb. **EUR 82,–**, sFr 127,50. Vorzugspreis: EUR 65,60, sFr 102,–

(bei Abnahme der Bände 1–6)

ISBN 3-211-82943-1

Band 5

Parkinsonmittel und Antidementiva

Zweite, neu bearbeitete Auflage.

1999. XIX, 827 Seiten. Zahlreiche, z. T. farbige Abbildungen.

Geb. **EUR 110,–**, sFr 166,50. Vorzugspreis: EUR 88,–, sFr 136,50

(bei Abnahme der Bände 1–6)

ISBN 3-211-83173-8

Band 6

Notfalltherapie, Antiepileptika, Beta-Rezeptoren-
blocker und sonstige Psychopharmaka

1992. X, 257 Seiten. 65 Abbildungen.

Geb. **EUR 47,–**, sFr 75,50. Vorzugspreis: EUR 37,60, sFr 60,50

(bei Abnahme der Bände 1–6)

ISBN 3-211-82326-3

Rezension zur Reihe:

„Das Therapie-Handbuch ‚Neuro-Psychopharmaka' ist die
deutschsprachige Alternative zu einem international bekann-
ten Standardwerk der Psychopharmakologie. An den sechs
Bänden des Therapie-Handbuches sind über 100 Autoren
beteiligt ... Der erste Band dieses deutschsprachigen Hand-
buchs ... ist vielversprechend für das Gesamtwerk."

Arzneimittel-Forschung/Drug Research

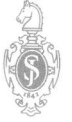

Springer Wien New York

A-1201 Wien, Sachsenplatz 4–6, P.O.Box 89, Fax +43.1.330 24 26, e-mail: books@springer.at, www.springer.at
D-69126 Heidelberg, Haberstraße 7, Fax +49.6221.345-4229, e-mail: orders@springer.de
USA, Secaucus, NJ 07096-2485, P.O. Box 2485, Fax +1.201.348-4505, e-mail: orders@springer-ny.com
EBS, Japan, Tokyo 113, 3–13, Hongo 3-chome, Bunkyo-ku, Fax +81.3.38 18 08 64, e-mail: orders@svt-ebs.co.jp

Springer-Verlag
und Umwelt

ALS INTERNATIONALER WISSENSCHAFTLICHER VERLAG
sind wir uns unserer besonderen Verpflichtung der
Umwelt gegenüber bewußt und beziehen umwelt-
orientierte Grundsätze in Unternehmensentschei-
dungen mit ein.

VON UNSEREN GESCHÄFTSPARTNERN (DRUCKEREIEN,
Papierfabriken, Verpackungsherstellern usw.) ver-
langen wir, daß sie sowohl beim Herstellungsprozeß
selbst als auch beim Einsatz der zur Verwendung
kommenden Materialien ökologische Gesichtspunk-
te berücksichtigen.

DAS FÜR DIESES BUCH VERWENDETE PAPIER IST AUS
chlorfrei hergestelltem Zellstoff gefertigt und im
pH-Wert neutral.